ナースのための
メディカルフィットネス

鶴田　来美／吉永　砂織／田中喜代次　編著

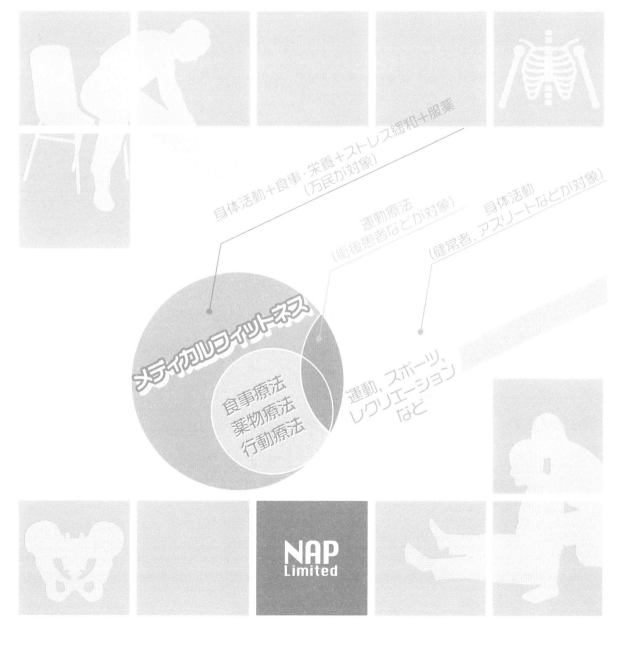

身体活動＋食事・栄養＋ストレス緩和＋服薬
（万民が対象）

運動療法
（術後患者などが対象）

身体活動
（健常者，アスリートなどが対象）

メディカルフィットネス

食事療法
薬物療法
行動療法

運動，スポーツ，
レクリエーション
など

NAP
Limited

著者一覧（執筆順）

鶴田 来美（宮崎大学医学部）

吉永 砂織（宮崎大学医学部）

田中 喜代次（筑波大学名誉教授）

向井 直樹（筑波大学体育系）

根本 みゆき（筑波大学医学医療系）

新井 哲明（筑波大学医学医療系）

河原 勝博（かわはら整形外科リハビリテーションクリニック）

小林 裕幸（筑波大学医学医療系）

吉田 智（サラヤ株式会社）

成井 繁（湘南あおぞら薬局　藤沢店）

鳥居 和久（NPO 法人ジャパンメディカルケアアソシエーション）

松尾 知明（労働者健康安全機構　労働安全衛生総合研究所）

蘇 リナ（労働者健康安全機構　労働安全衛生総合研究所）

塩満 智子（鹿児島国際大学看護学部）

川越 靖之（宮崎県立看護大学看護学部）

辻野 和美（一般社団法人幸せな身体づくり協会）

串間 敦郎（宮崎県立看護大学看護学部）

清野 諭（東京都健康長寿医療センター研究所）

根本 清次（東都大学幕張ヒューマンケア学部）

安部 聡子（昭和大学保健医療学部 / 昭和大学スポーツ運動科学研究所）

横山 有里（有限会社 Marie フィットネスサポート）

石井 千惠（特定医療法人社団清心会）

穂積 典子（健康運動指導士）

大野 隆成（公益財団法人岐阜県スポーツ協会　岐阜県スポーツ科学センター）

栁澤 昂夢（Exos）

村上 勇（株式会社ドリームゲート）

新居 隆司（一般社団法人姿勢 First 協会）

大久保 善郎（Senior Postdoctoral Fellow, Falls, Balance and Injury Research Centre）

はじめに

　先天的な身体障害を有していても，後天的に有病（抱病）状態となっても，元気長寿のためには，各自が従病（しょうびょう）の精神のもと，生き抜くメンタリティ（メンタルタフネス：気力）を保持し続けるとともに，医師やナースら他職種のコメディカルスタッフおよび家族によるサポート体制の充実が肝要である。著者らはフィットネス（体力つくり活動）を通して国民の元気長寿・達老人生・健幸華齢（successful aging）に寄与したいとの思いのもと，本書を発行することとした。

　大多数の一般国民がおこなうフィットネスや運動・スポーツの意義は，体力増強や競技力向上に向けて苦しみに耐え抜くものではなく，生きている実感を深く味わいながら体力つくりにいそしみ，"QoL：quality of life"（生活の質，人生の質）の一要素である life enjoyment（日々の生活を楽しむこと）にある。

　フィットネスや健康運動の習慣化は，特に心身両面に多くの有益な効果をもたらす。中高年者が健幸華齢や元気長寿を達成するには，有病者であってもフィットネス・運動・スポーツを家族や友人，隣人，職場仲間とともに，入院中は患者同士で楽しむことが肝要で，著者らはその実態として fitness for life enjoyment（FLE：人生を楽しむための体力つくり）または exercise for life enjoyment（ELE：人生を楽しむためのエクササイズ）という視点を持ち，メディカルフィットネスの概念（第1章図1）を醸成させようとしている。

　本書では，子どもから高齢者まで，そして健常者から有疾患者までのフィットネスや運動・スポーツの意義，具体的な実践方法，留意点などを中心に，ナースらコメディカルスタッフが知っておくべき健康支援に関する重要なテーマについて詳述する。ナースらには日々の業務を円滑に遂行する中で，中年者向けのメタボリックシンドローム対策や高齢者向けのフレイル対策の支柱の1つとなるフィットネスもしくは運動・スポーツの実践を推奨していってほしいと願っている。

　将来的には院内の待合室などで，また地域においては訪問宅などで患者・住民と一緒にフィットネスを楽しめる術を習得していってほしいと願っている。本書を大いに活用され，国民の健幸華齢や元気長寿に向けて貢献していただければ望外の喜びである。

鶴田 来美，　吉永 砂織，　田中 喜代次

目次　ナースのためのメディカルフィットネス

第1章
メディカルフィットネス

田中 喜代次

近年，病院や大学の研究室で研究や検査の一環としてではなく，フィットネスクラブやスポーツジム，さらには屋外施設や自宅でも，運動の前後や運動中に心拍数，血圧，血糖値，動脈血酸素飽和度，血管スティッフネス，体組成（体脂肪率），歩数，エネルギー消費量などの生体情報を，自らの意志で収集する例が増えている。このように，生体情報の観察は多くの国民にとって今や日常的なことであり，各自の生きがいづくりや幸せづくりに活用されている。

ナースら医療従事者や健康運動の専門家は，観察された生体情報に関して寄り添いの精神でアドバイスをするとともに，フィットネスやレクリエーション・スポーツを通して人々が生活の質や人生の質（quality of life：QoL）を，そして人生の最終局面（終盤）における QoL，特に ELQ（end life quality）を良好に保持するよう，上手に働きかけることを主要な任務の 1 つとしている[1, 2]。

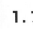 1. フィットネスとは？

1980 年代あたりまでは，アメリカスポーツ医学会（American College of Sports Medicine：ACSM）[3] などに所属する先進諸国の研究者間で，「フィットネス（physical fitness）＝体力（身体適性，身体的適合性）」という認識が一般的となっていた。具体的にいうと，physical fitness とは階段を上がる，道路を走って渡る，ダンスを踊る，海で泳ぐなどの全身性の運動・スポーツを成就するうえで必要となる身体の機能，または筋力，持久力，柔軟性などの体力要素を指していた。その後，特に 21 世紀に入ってからは，各種フィットネス産業の経営方針やマスメディアによる報道や情報発信の影響を受け，フィットネスとは個人や集団が健康の回復・維持・増進のために身体運動・体力つくりを実践することなどと解釈されるように変わってきた。今日では，「フィットネス＝心肺系や筋骨格系，脳神経系を活発に働かせて適量の汗を爽快に流す運動（健康エクササイズ）または包括的な体力つくり」のように概念的に捉えられており，その目的は血液検査値や血圧の改善，最大酸素摂取量（全身持久力）の増大，体脂肪量の減少，筋力の増強，

柔軟性や姿勢の改善，認知機能の保持などを企図した包括的な健康増進にあると言えよう [3]。

2. メディカルフィットネスとは？

　メディカルフィットネス（medical fitness）なる言葉は，1980 年代に日本で生まれたとされており [4]，今日ではフィットネスや運動・スポーツの実践がほとんどすべての人に有益な効果をもたらすと考えられているため，メディカルフィットネスの対象者はすべての人となる（図1）。具体的には，①アスレティックトレーナーや健康運動指導士，健康運動実践指導者，体力つくり支援士，健康運動看護師らが健康増進を目的とする一般健常者に向けておこなう体力つくり支援，②メタボリックシンドローム（代謝性症候群）[5] やロコモティブシンドローム（筋骨格系症候群）[6] に該当する半健康者や未病者，有疾患者に向けて，前述の専門家らが，そして特に医療機関などでは医師，管理栄養士，栄養士，理学療法士，作業療法士，健康運動指導士らが連携して導く包括的な体力つくり支援を指す。メディカルフィットネスにかかわると考えられる専門職について表1 にまとめた [1]。

　患者向けの運動は学術書や研究論文では運動療法と表現されるが，医学的管理のもとでおこなう体力つくり（リハビリテーション）の一種との認識から，著者らはメディカルフィットネス [1] という呼称を用いている。また，フィットネスクラブなどで主に健康者や半健康者らが日々の楽しみ（life enjoyment）の手段として取り組む体力強化もメディカルフィットネスの概念に含まれる。さらに，市町村の保健センターなどで住民が目的をもって（例えば，生活習慣病の改善に向けて）おこなう健康エクササイズなどをも含む。肥満者自身による減量行為も広義のメディカルフィットネスと言えよう。このように，メディカルフィットネスは健常者や半健康者，有疾患者に向けた食事指導，薬物指導，行動変容の支援から，術後患者に向けた運動実践（リハビリテーションの一種）にいたるまで広範囲に及ぶ（図1）。

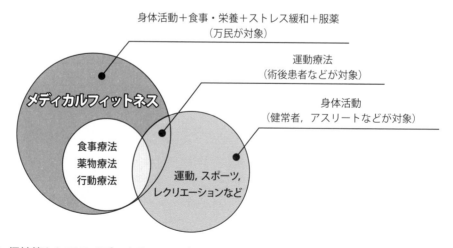

図1　QoL 保持策としてのメディカルフィットネス

健常者に向けておこなう体力つくり支援，未病者や有疾患者に対する包括的な体力つくり支援など，メディカルフィットネスの対象者はすべての人である。

種類	専門職・資格	認定機関など
運動指導系	健康運動指導士，健康運動実践指導者	健康・体力づくり事業財団
	アスレティックトレーナー，スポーツ栄養士	日本スポーツ協会
	ヘルスケア・トレーナー，ヘルスケア・リーダー	中央労働災害防止協会
	高齢者体力つくり支援士（マスター，ドクター）	体力つくり指導協会
	健康科学アドバイザー	日本体力医学会
	グループエクササイズフィットネスインストラクター（GFI）	日本フィットネス協会（JAFA）
診療技術系	理学療法士，作業療法士，臨床検査技師，診療放射線技師など	国家資格，厚労省
診療系	医師，歯科医師，薬剤師	国家資格，厚労省
	スポーツドクター，スポーツデンティスト	日本スポーツ協会
	スポーツファーマシスト	日本アンチドーピング機構
	日本医師会認定健康スポーツ医，日本整形外科学会認定スポーツ医など	日本医師会，各学会など
看護系	看護師，保健師，助産師，准看護師	厚労省など
	健康運動看護師（健康スポーツナース）	日本健康運動看護学会

表 1　メディカルフィットネスに従事または関与すると考えられる職種（順不同）

3. メディカルフィットネスと運動療法の相違点

　古くから整形外科的疾患に対するメディカルフィットネスを運動療法やリハビリテーション（または狭義のスポーツ医学）と呼んできた経緯があるが，この場合，運動療法の主体は医療従事者であり，一種のリハビリテーションといえる。今日では，糖尿病患者や内科系の疾患を有する肥満者に向けた運動も運動療法と称されるようになり，その対象範囲は拡大している。しかし，著者らは運動療法よりもメディカルフィットネスという呼称を，前記および下記の理由から推奨している。

　メディカルフィットネスとは，個人（患者やアスリートを含む万民）が能動的に楽しみや競技復帰，体力の向上などの目的をもって健康つくりに取り組むことである。すなわち，メディカルフィットネスという広い概念には，膝痛を有する患者への大腿四頭筋トレーニング，内臓脂肪の減少を意図した運動，虚血性心疾患の患者への有酸素運動（いずれも推奨），さらには不整脈を多発する人が医師や薬剤師の指導のもと薬を適切に服用しながら習慣化していく運動など多様な内容が含まれ，見方によっては患者向けの運動療法（＝リハビリテーションの一種）と解釈できる。運動療法をメディカルフィットネスと概ね同義語として解釈する医師やコメディカルも少なくないが，著者らは図 1 に示したように，両者を明確に使い分けており，メディカルフィットネスのごく一部分が運動療法であると唱えている。

　表 2 に 1989 年から約 10 年間にわたる民間病院のフィットネス施設において実際に提供してきたメディカルフィットネスのプログラムを示した [7]。その結果，図 2 に示すように，当然，暦年齢は 55 歳から 65 歳へと 10 歳増えるが，血圧，血清脂質，腹囲，呼吸機能，運動時の酸素摂取量，体力（敏捷性や平衡性）などから求める活力年齢（vital age）は 59 歳から 58 歳へと若さが維持されたままであった。このような顕著な効果がみられた背景には，①治療（服薬など），②メンタルケア（メンタルタフネスの強化支援），③食事・栄養の支援，そして④運動・体力つくりなどが影響している。

表2	ある民間病院におけるメディカルフィットネスプログラムの実際	
内 容		**時 間**
ウォーミングアップ（ストレッチ，体操など）		10分
固定式自転車・トレッドミル利用の有酸素運動（心拍数・RPE を連続監視，血圧は定期的に監視）		20 〜 30 分
ウォーキング，PACE マシンによる筋トレ，ステップエアロ，平衡性・柔軟性運動，公園でのボール運動，または運動遊園内での運動器具利用体操		30 〜 40 分
クーリングダウン（ストレッチ，体操など）		10分
食生活や服薬，睡眠，便秘対策に関するミニ講話（糖質，脂質，タンパク質，塩分，節酒，摂取エネルギー量など）		10分

RPE：主観的運動強度（rating of perceived exertion），PACE：油圧抵抗式マシン筋トレ（progressive aerobic circuit exercise）。

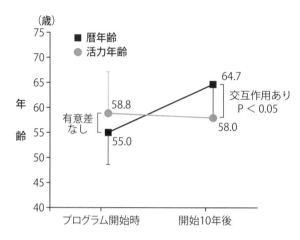

図2　**民間病院におけるメディカルフィットネス介入による活力年齢の変化（11 例）**
メディカルフィットネスの継続により，10 年後でも活力年齢（vital age）は 58 歳が維持されており，約 10 歳の若返り効果があったと言える。

4. メディカルフィットネスの対象者と具体例

　メディカルフィットネスの対象となるのは，性・年齢・国籍・疾患の有無を問わず万民であるが，以下の5つにグループ分けできる。①健診や人間ドックで肥満かつ軽度の高血圧や高血糖状態が判明してメタボリックシンドローム（代謝性症候群）と診断された人，②ロコモティブシンドローム（筋骨格系症候群）に該当すると診断された半健康者や腰痛・膝痛・股関節痛などを抱える高齢者，③心筋梗塞や脳卒中，パーキンソン病などの有疾患者，④血液透析患者や脊髄損傷患者，がん患者，さらに，⑤スポーツ競技中や練習中に大けがをして外科手術を受けたアスリートなどであり，ほとんどすべての人が対象者となる。

　例えば，上記①の対象者に対する運動は，有酸素運動，レジスタンス（抵抗性）運動（筋トレ），柔軟性運動，リズム体操，骨盤底筋運動，ストレッチなどから構成されることが望ましいが，す

べてを網羅する必要はなく，有酸素運動と骨盤底筋運動（肥満が骨盤底機能不全のリスク因子となるため）とストレッチの組み合わせだけでも有効である。②の対象者に対しては筋力強化のためのレジスタンス運動や関節可動域改善の柔軟性運動を，③④⑤の対象者に対しては専門家の介在のもとでおこなう院内リハビリテーション（運動療法）または自宅で実践する効果的な運動プログラム（医師からの処方せん）を含むものと考えている [5]。

【引用文献】

1) 田中喜代次：メディカルフィットネスとは．In：医師・コメディカルのためのメディカルフィットネス，日本体力医学会 編，社会保険研究所，東京，pp. 10-14, 2019.

2) 田中喜代次：スマートエクササイズ．日本健康運動指導士会会報，181: 1-9, 2021.

3) American College of Sports Medicine : ACSM's Guidelines for Exercise Testing and Prescription, 10th ed., Wolters Kluwer, pp. 1-3, 2018.

4) 田中喜代次，阿久津智美：フィットネス〜 Physical Fitness と Medical Fitness 〜．体育の科学，53: 476-479, 2003.

5) 中田由夫，笹井浩行：メタボリックシンドローム予防と改善に向けたエクササイズ．In：エクササイズ科学．田中喜代次，田畑　泉 編，文光堂，東京，pp. 112-121, 2012.

6) 石橋英明，中村耕三：ロコモティブシンドローム予防と改善に向けたエクササイズ．In：エクササイズ科学．田中喜代次，田畑　泉 編，文光堂，東京，pp. 197-208, 2012.

7) 渡邉　寛，田中喜代次：虚血性心疾患に向けたメディカルフィットネス．In：医師・コメディカルのためのメディカルフィットネス，日本体力医学会 編，社会保険研究所，東京，pp. 10-14, 2019.

第2章
メディカルフィットネスと看護

鶴田 来美

運動・スポーツは，適切に実践すれば，子どもから高齢者まですべての人々に有益な効果をもたらす。ナースが運動の素晴らしい効果を理解し，その知識と技術を多くの人々に対する適応を促進できれば，生活習慣病の発症予防や重症化予防，健やかで心豊かに生活できる社会づくりに大いなる貢献ができると考える。

健康で幸福な生活の実現に向け，運動がもたらす効果を適切に理解し，その知識と技術を深め看護実践に活用していくきっかけとなるよう，本章ではメディカルフィットネスにおけるナースの役割について解説する。

1. 運動の効果を看護実践に活かすことがナースの役割

1-1. 看護職の使命

日本看護協会「看護職の倫理綱領」[1] 前文に，『人々は，人間としての尊厳を保持し，健康で幸福であることを願っている。看護は，このような人間の普遍的なニーズに応え，人々の生涯にわたり健康な生活の実現に貢献することを使命としている。看護は，あらゆる年代の個人，家族，集団，地域社会を対象としている。さらに，健康の保持増進，疾病の予防，健康の回復，苦痛の緩和を行い，生涯を通して最期まで，その人らしく人生を全うできるようその人のもつ力に働きかけながら支援することを目的としている。』と記されている。なお，「看護職」とは，保健師，助産師，看護師，准看護師のことで，本書ではナースとして取り扱うこととする。

1-2. 社会のニーズに対応したナースの役割

令和元年国民健康・栄養調査結果[2] をみると，男女とも20歳以上の4割近くが「運動習慣を改善することに関心がない」「関心はあるが改善するつもりはない」と回答している。また，30～50歳台の3～4人にひとりは「改善するつもり」と回答しているが，「改善するつもり」であっても既に準備が整っている人もいれば，気持ちだけの人もいる。このような若い年齢層への介入は，

国民全体の健康づくりに大きく影響する（**図 1**）。

　運動が治療の一環として必要な人であっても，健康体力つくりであっても，きっかけがあれば行動に繋がる人もいれば，必要性を認識しない人，無関心の人，何をしたらよいかわからない人もいる。ナースひとりひとりには運動の必要性に気づき，その効果を知り，さらに効果を出すよう支援してほしい。本人に目的意識がなくても，運動により何かしらの効果を感じることができれば，実践につながる。効果が得られるまでの巧みな導きと，効果が得られるまでのナースらしい寄り添いが運動継続の必要条件であり，人々に良質で安全なケアを提供するナースの重要な役割と考える。ナースは，あらゆる場において，人々の健康と良好な生活を支援する専門職である。運動が生活習慣病の予防や要介護化抑制のみならず，生きがいや地域活性化に必要不可欠であることを前提とした看護実践が望まれる。しかし，ナースを対象とした調査では，9 割以上がナースによる運動指導が必要であることは認識しているものの，約 8 割が運動指導に対する知識・技術に不安を抱いている。また，病院内での運動指導において，重症化予防や健康回復等に対する運動の重要性や必要性については 9 割以上が認識をしているが，看護の業務として認識している者は約 7 割に留まっている[3]。

　健康長寿の実現が希求される中，ナースの役割・機能は多様化している。ナースが運動の知識と技術を習得すれば，運動指導にかかわる他職種と医療をより機能的につなぐことができる。運動・スポーツは，心身の健康の保持増進，疾病の予防，健康の回復に重要な役割を果たすだけでなく，人と人との交流および地域と地域との交流を促進し，人間関係の希薄化等の問題を抱える地域社会の再生にも寄与している。人生 100 年時代の到来に向けて，人々の生涯にわたる健康で

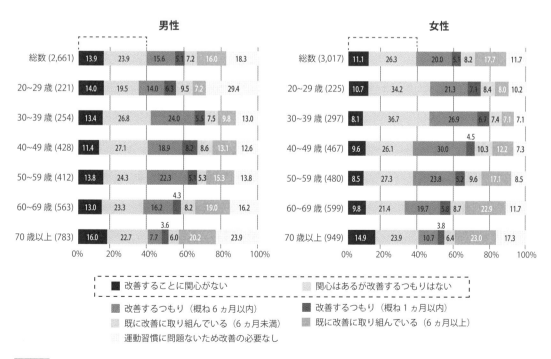

図1　**運動習慣改善の意思（20 歳以上，性年齢階級別）（文献 2 より引用）**

幸福な生活を実現するために，運動の効果を適切に理解しその知識と技術を臨床や地域の看護実践に活用し，看護の力を社会で発揮できることを願う。

2. ナースは「運動」をどのように捉えるのか？

　ナースが捉える運動の基本前提は，「人は運動以外では発達しえない生体機能がある」「人は運動でしか負わない生体リスクがある」という，生体への影響である。

　ナースは，あらゆる場において，人々の健康と生活を支援する専門職であり，生活機能の維持・向上，QoL（生活の質や人生の質）を良好に保持できるよう運動を促進しなければならない。運動は治療，健康回復，自己実現，体力向上を目的として，子どもから高齢者にいたるまで幅広く実践されている。一方で，運動によって健康障害を引き起こすこともあるため，運動を安全かつ効果的に実践できるよう，予防と安全管理の方向づけが重要となる。

3. 運動の目的と評価

　メディカルフィットネスの対象者は，第1章で示した。どの対象者に対しても，ナースは運動の目的を明らかにし，運動がもたらす効果を対象者自身が感じ取ることができるよう支援する。

3-1. 院内でのメディカルフィットネス

　入院中の患者は，治療により「安静度」が定められる。院内でのメディカルフィットネスは，どの時期からどの程度（運動の種類・強度・時間・頻度）おこなうか，患者の性格や嗜好も考慮し，具体的で適切な運動プログラムを提供することが求められる。運動の主な目的は，生活機能の向上であり，患者の活動的で生産的な生活を取り戻せるようにすることである。疾患を有する患者を対象とした運動においては，身体機能や日常生活動作（activities of daily living：ADL）の変化，体力や症状にみられる変化を効果の指標とし，患者とともにその変化を評価してほしい。そして，退院後も継続できるような導きができたか，日常の生活がどの程度取り戻せたか，日常生活が活動的で喜びに満ちたものとなったかなども評価に加えてほしい。

　超高齢社会において，入院患者も高齢化している。様々な制限がある高齢者の場合，安全な環境の中で，無理はしないこと，少しずつ運動に慣れていくこと，身体のどの部位が運動に反応しているのか等，時間をかけて丁寧に伝えていくことが重要である。また，高齢者は慣れた環境で慣れた人たちと集団で運動をすること，椅座位でおこなうことが効果的なこともあるため，ナースは運動プログラムの内容のみならず，運動が楽しめる環境にも配慮が必要である。

　詳細は，PART 2 の「院内メディカルフィットネスのすすめ」を参照されたい。

3-2. 地域内でのメディカルフィットネス

　健康づくりは，かつては個人の主体的な努力に任されていた。しかし，平成14年に公布された健康増進法は，「健康な生活習慣の重要性に対する関心と理解を深め，生涯にわたって，自らの健康状態を自覚するとともに，健康の増進に努める」ことを国民の責務とした。介護保険法においても，「自ら要介護状態となることを予防するために，加齢に伴って生ずる心身の変化を自覚し，健康の保持増進に努めること，要介護状態となった場合においても，進んでリハビリテーションその他の適切な保健医療サービスを利用することにより，その有する能力の維持向上に努めるものとする」ことを国民の努力および義務として記した。しかし，実際に国民ひとりひとりがこの法律を理解し，適切な行動がとれるわけではない。

　誰でも年をとり，時間の経過とともに身体機能や体力は低下する。その変化に気づきを与え，行動に導くことが健康な社会の実現に必要不可欠である。著者らは，職場の定期健診・特定健診に体力測定を取り入れることを推奨している。体力測定は，子どもの頃に多くが経験しているため，自身の体力の変化を客観的な数値で知ることとなる。肥満やメタボリックシンドロームを指摘されるよりも，体力評価のほうが，運動不足の自覚や生活改善の気づきとなることもある。体力測定はそれ自体が運動であり，特に運動不足の人にとって運動のきっかけになりうる。

　体力とは，身体活動の基礎となる身体能力のことであり，具体的には，①行動を起こす能力，②行動を持続する能力，③行動をコントロールする能力の３つに分けられる[4]。３つの体力のバランスは人それぞれであるため，けがなどのリスクを最小限に留めるためには，体力測定で現在の体力を客観的に把握することが大切である。そして，不得意な体力要素に着目し，筋肉を強くする，柔軟性を高める，心肺機能を強化するなど，自分に合った運動をみつけバランスよく取り入れるよう勧めてほしい（図２）。

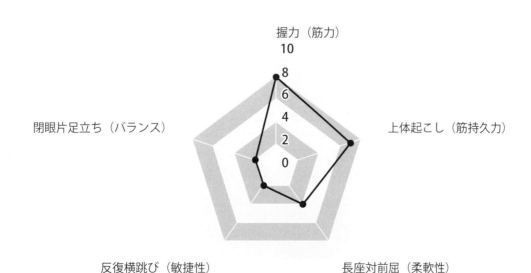

図2　42歳男性（身長174 cm，BMI 25.0，腹囲88 cm，血圧150/86）の体力測定結果の例
数値ではなく10段階評価で示した。このような体力測定の結果から不足している体力要素を補う。

　2013 年度より開始された健康日本 21（第二次）は「健康寿命の延伸と健康格差の縮小」を最終的な目標のひとつとし，国民の健康づくりを推進してきた。その評価と課題等を踏まえ，健康日本 21（第三次）では「全ての国民が健やかで心豊かに生活できる持続可能な社会の実現」というビジョン実現のため，①誰ひとり取り残さない健康づくりの展開（inclusion），②より実効性を持つ取り組みの推進（implementation）をおこなうとした。

　本書 PART 3 の「地域でのメディカルフィットネスの展開」は，誰ひとり取り残さない健康づくりとより実効性を持つ取り組みの推進に大変有用な内容である。日本看護協会が示す看護職の使命を念頭に，ナースの力を社会で発揮することに活用されるよう願う。

【引用文献】

1) 日本看護協会：看護職の倫理綱領，東京，p. 1, 2021.
　 https://www.nurse.or.jp/nursing/assets/statistics_publication/publication/rinri/code_of_ethics.pdf（2023 年 11 月 27 日アクセス）
2) 厚生労働省：令和元年国民健康・栄養調査結果の概要．2019.
　 https://www.mhlw.go.jp/content/10900000/000687163.pdf（2023 年 9 月 23 日アクセス）
3) 鶴田来美, 吉永砂織, 帖佐悦男：看護師の運動指導経験とその認識に関する実態調査．日本臨床スポーツ医学会誌，30(3): 797-801, 2022.
4) 田中喜代次，薮下典子：「体力」って何？：大人の体力測定，メディカルトリビューン，東京，pp.10-11, 2014.

第3章
フィットネス（体力つくり運動）で
得られる健康利益と負うリスク

田中 喜代次　　　向井 直樹　　　鶴田 来美

　フィットネス（体力つくり運動）で得られる効果は，枚挙にいとまがない。フィットネスの内容（種目，強度，頻度，指導者や仲間の有無，費用）にもよるが，第一に爽快感，達成感，有能感などが高まり，それまで引きずっていた不安感や抑うつ症状が改善されやすい。このように，個人差はあるものの，フィットネスへの関心度の増高，自信の芽生え，ストレスの解消・緩和といった効果が期待できる。これらの有益性（効果）とともに，体力の向上，食欲の増進，睡眠の質の向上，円滑な排便など，身体面に多数の好影響が生まれる。

　健康診査や人間ドックで調べる血液検査の数値（血糖値や中性脂肪値など）や血圧，血管スティッフネスについても，いくつかの改善効果が観察されるようになる。例えば脂肪肝は血液検査に加えて，超音波検査やCT検査によって，場合によっては肝生検によって精査されるが，食習慣の改善とフィットネスの組み合わせで顕著な改善が見込める。その一方で，フィットネスによる一過性の不利益をはじめ，持続的に没頭することの不利益（関節の使い過ぎによる障害，疲労骨折など）が起きることもある。以下，本章ではフィットネスで得られる健康利益（health benefits）とともに，負うリスク（disadvantages）についても解説する。

1. 運動不足が心身に及ぼす影響

　運動不足生活に陥りやすいのは，大学や大学院に入学して毎日，机に向かって勉強や研究に没頭するライフスタイルとなった時，就職してデスクワーク職に就いた時，出産や転職，引っ越しを起因に"うつ症状"に陥った時などで，筋力や持久力といった体力とともに，免疫力や睡眠の質も低下しやすい。このような状態が続くことで，血糖値や血圧が上昇または下降することもあり，肥満化が進行すると"うつ病"＋生活習慣病と診断される。フィットネスやスポーツの習慣化は重要事項であるが，意欲的になれないなら継続は困難となる。肝心なことは，自分に合った種目や自分流の楽しみ方の発見である。本書にはそのヒントが満載されているので，大いに活用してほしい。

2. フィットネスによる生活習慣病予防

　運動不足の生活を続けていると，心血管系疾患（高血圧症など），筋骨格系疾患（骨粗鬆症など），代謝性疾患（内臓脂肪型肥満症・糖尿病など），特定のがん，肺疾患（慢性気管支炎など），心理的疾患（抑うつなど）といった，さまざまな慢性疾患を引き起こしやすいと考えられている（図1）[1]。

　慢性疾患の予防のためには，フィットネスを習慣的に実践する，少しの距離ならば自動車を使わずに歩くといった，活動的な生活を常に心がけることが肝要である。その方法としては，①自宅内でのストレッチや筋トレ，②自宅外でのウォーキング，ジョギング，登山，ダンス，水泳など，③フィットネスクラブなどでのマシンを使った筋トレや専門家によるレッスン受講，等に大別できる。

　フィットネスの種類に関係なく，①〜③を継続的に実践していくと，生活習慣病の予防効果は生まれやすい。アメリカスポーツ医学会（American College of Sports Mdeicine：ACSM）は，がん予防に対して特に運動の習慣化・フィットネスを推奨している（図2）。

3. フィットネスによる健康利益（プラス面）

　従来から，フィットネスやスポーツにいそしむこと（習慣化）で健康利益（health benefits）を得る可能性が高まると報じられている。運動を習慣化することにより不健康肥満（内臓脂肪の蓄積），高血圧，糖代謝・脂質代謝の改善など，健康に関連したさまざまなプラス効果が得られ，代謝性疾患だけでなく，冠動脈疾患や脳卒中の防止効果も高まる。また，運動習慣とがん罹患の関係は以前から欧米で指摘されており，わが国でも大腸がん，肝臓がん，すい臓がん，乳がんな

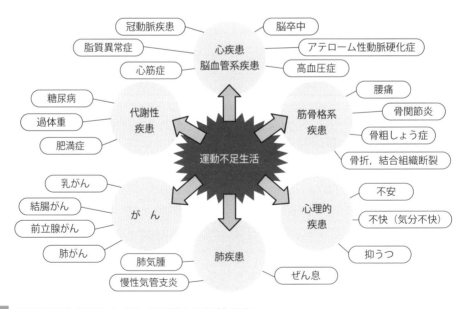

図1　運動不足生活がもたらしうる種々の慢性疾患

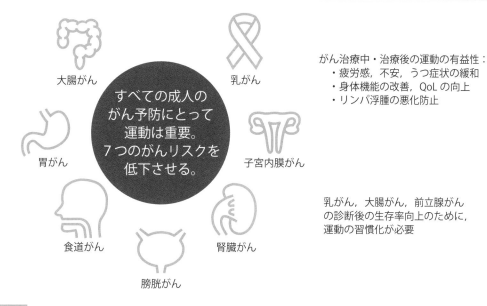

がん治療中・治療後の運動の有益性：
・疲労感，不安，うつ症状の緩和
・身体機能の改善，QoL の向上
・リンパ浮腫の悪化防止

大腸がん

乳がん

すべての成人の
がん予防にとって
運動は重要。
7 つのがんリスクを
低下させる。

胃がん

子宮内膜がん

乳がん，大腸がん，前立腺がん
の診断後の生存率向上のために，
運動の習慣化が必要

食道がん

腎臓がん

膀胱がん

図2　がんの予防・治療後における運動の重要性（ACSM）（文献4より引用）

ど一部のがんについてはフィットネスの抑制効果が生まれやすく，これらの患者の QoL（生命の質，生活の質，人生の質）にプラスの影響をもたらしうる[2~4]。がん摘出手術を受ける場合，①術前のフィットネスで体力を蓄える（貯筋），②術後のリハビリテーションで大きく低下した体力を少しずつ回復させる，③退院後のフィットネスで体力を術前の状態にもどすことが推奨されている。

4. フィットネスによるフィジカル面・メンタル面への健康利益（プラス面）

　フィットネスジムへ行って，トレッドミル（ランニングマシン）を使用し，3 ％の傾斜（上り坂）で速度 160 m/ 分でのジョギング・ランニングを 25 分おこなった場合，総距離にして 4 km の坂道を走り切ったという達成感や爽快感とともに，まだまだ走れるとの有能感に浸ることができる。

　週に 3 〜 4 回ほどトレッドミルトレーニングを継続した場合，ふと気づいたら 3 週間後には速度が 200 m/ 分に高まっており，傾斜 5%でも苦にならなくなっている自分に驚くことがある。また，トレーニング前の 150 m/ 分とトレーニング後の 200 m/ 分で心拍数が同じであることに確かな効果を感じる（図3）。

　運動強度が高まったにもかかわらず，心臓への負担は増していない，つまり，心臓のポンプ機能（1 回拍出量など）が向上したことになる[5]。これらの気づきは達成感・充実感そのものであり，同年齢の他者が自分よりも遅い速度で走っていれば，満足感や自信感がさらに高まるかもしれない。また，仕事や人間関係に起因するストレスの軽減や緩和といった効果も生まれ，フィットネスジムを去る時には爽快な気分になっていることが多い。

　しかし，フィットネスや健康運動は人と競うものではなく，自分に合った適切な実践方法を見

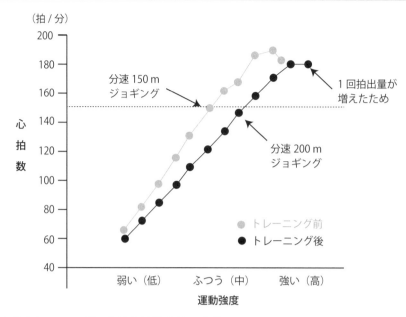

（拍／分）

図の中のラベル：
- 分速150m ジョギング
- 1回拍出量が増えたため
- 分速200m ジョギング
- トレーニング前
- トレーニング後
- 心拍数
- 運動強度
- 弱い（低）　ふつう（中）　強い（高）

図3 持久的トレーニングによる心拍数応答の変化

1回拍出量が増えたため，運動強度が高くなっても心拍数は増加していない。

つけ，それを安全かつ効果的に習慣化することに意義がある。他者との競争や自身のパフォーマンス（競技成績）向上にこだわりすぎると，災いのもととなることに留意しなければならない。もし他者との競争心を過度に高めて，ウエイトトレーニングに励んだ場合，過度の疲労感とともに，治療に難渋するけが（肩関節の腱板損傷，靭帯損傷，腱鞘炎，筋損傷，関節軟骨変性など）に遭遇し，精神的に大きく落ち込むことがあるので注意が必要である。

5. フィットネスによる健康不利益（マイナス面）

フィットネスに取り組むことで関節痛，筋肉痛，不整脈，脳振盪など一過性（時には持続性）の健康不利益が生じやすいことにも留意しなければならない。また，フィットネスを長期にわたって続けると関節軟骨の変性，筋肉の損傷，不整脈の悪化，極度の貧血，著しい疲労感，疲労骨折などが起きることもある。最も注意しなければならないことは，溺死や滑落，熱中症といった死

表1　フィットネスやスポーツによってもたらされる健康不利益（マイナス面）

死にいたる事故	水事故（溺死），熱中症（持続性低ナトリウム血症），滑落，遭難，不整脈（突然死），脳振盪，心臓振盪など
けが・外傷の事故	突き指，骨折，膝関節損傷，アキレス腱断裂，衝突による顔面裂傷，道具の破損によるけがなど
見た目にはわかりにくい症状	筋肉痛，関節痛，疲労骨折，運動性貧血，うつ，燃え尽き症候群（バーンアウト）など

にいたる事故や転倒に伴う骨折などであり，これらの防止策を徹底する必要がある。

　表1のように，フィットネスによる健康不利益はスポーツ種目やフィットネスの内容に応じて特異的に起きることから，その実態は多種多様である。予め十分気をつけていても遭遇するケースが生じるものの，不可避的な現象とは言い切れない。できるだけ健康不利益を回避するための徹底した心がけが本人，指導者，施設管理者に必要である。

【引用文献】

1) Heyward VH : Advanced : Fitness Assessment and Exercise Prescription, 3rd ed. Human Kinetics, Champaign, IL,1997.
2) 田中喜代次，後藤勝正：がん：検診，ケア，予防，運動習慣化の意義を考える．体力科学，67(2): 129, 2018. DOI：10.7600/jspfsm.67.129
3) 中川ひろみ，田中喜代次，笹井浩行，ほか：肥満を有する大腸がん患者の周術期における減量の必要性．体力科学，67(2): 147-155, 2018. DOI：10.7600/jspfsm.67.147I
4) American College of Sports Medicine : ExeRcise is Medicine ®. Moving Through cancer. http://bit.ly/moving-through-cancer（2023 年 9 月 25 日アクセス）
5) 田中喜代次，西平賀昭，征矢英明，ほか監訳（V. カッチ，W. マッカードル，F. カッチ著）：カラー運動生理学大事典　健康，スポーツ現場で役立つ理論と応用．西村書店，東京，pp. 363-393, 2017.

第4章
認知機能低下者に向けたメディカルフィットネス

根本 みゆき　　　田中 喜代次　　　新井 哲明

　認知症が社会に与える影響は大きく，特に高齢化が進むわが国では認知症対策は喫緊の課題である。認知症とは，脳の病気や障害など様々な原因により認知機能が低下し，日常生活全般に支障が出てくる状態を指す [1]。わが国において，65歳以上の認知症高齢者の数は2025年には約650〜700万人（高齢者の約5人に1人）に増加すると推計されている [1]。認知症は，その原因疾患別にアルツハイマー型認知症，脳血管性認知症，レビー小体型認知症，前頭側頭型認知症等に分けられる [2]。この中で，過半数を超えるアルツハイマー型認知症は，たんぱく質が脳内に蓄積することが主な原因であると考えられているが，治療候補薬の治験は成功しておらず，根本治療薬の開発が待たれるところである。一方，メディカルフィットネスを例とした非薬物療法において，早期段階での予防介入効果が認められつつある。

1. 軽度認知障害（mild cognitive impairment：MCI）

　認知症のように普段の生活に支障をきたすほどではないが，記憶力等が低下し，正常とも認知症とも言えない状態のことを「軽度認知障害（mild cognitive impairment：MCI）」と称している [1]。本章では，このMCIを認知機能低下者として論を進める。MCIは1年間で5〜15%が認知症に移行すると言われており [3]，特にアルツハイマー型認知症の発症率については，正常な認知機能を有する高齢者の5〜15倍と見積もられている [4]。このようにMCIは認知症へ移行するリスクが高いが，一方でMCI段階での積極的なアプローチにより，認知症の予防，もしくは発症を遅らせることができると期待されている。実際, MCIと診断されても後の検査で正常と判定される者（リバーター）の発生率は14〜44%と報告されている（図1）[5]。

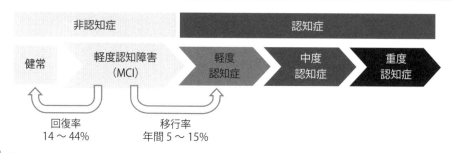

軽度認知障害（MCI）からの回復率・移行率（文献3を参照して作図）
MCI：mild cognitive impairment（軽度認知障害）。

2. 軽度認知障害 (MCI) に対する介入

　WHO は，2019 年に認知機能低下および認知症のリスク低減に関するガイドラインを発表している [6]。ガイドラインでは，身体活動，禁煙，栄養，アルコール，認知，社会活動，体重，高血圧，糖尿病，脂質異常症，うつ病，難聴の 12 項目についての介入や管理の指針を示している。認知機能低下および認知症発症のリスク低減には，健康的な運動や食事，活動的なライフスタイルの確立が重要であると考えられる。中でも身体活動は，認知機能が正常な人においては，エビデンスレベル（結果の質）が中程度で，習慣化が強く推奨されている。ただし，MCI に対しては効果が暫定的であるとしたうえで身体活動が勧められており，今後の研究が待たれるところである。

3. 軽度認知障害 (MCI) に対する運動介入

3-1. 概要

　MCI を対象とした運動介入では，筋力トレーニング，有酸素運動などがあげられ，議論の余地はあるものの，それぞれ単独で認知機能に対する好影響が報告されている。例えば，MCI を対象に筋力トレーニングが認知機能に与える影響を検討したメタ解析（複数の研究結果を統合し，より高い見地から分析する手法）によると，筋力トレーニングは MCI の認知機能を改善し，認知機能低下を遅らせうると報告されている [7]。また，MCI に対する有酸素運動の効果を検討したシステマティックレビュー（研究論文を系統的に検索・収集し，類似した研究を一定の基準で選択・評価したうえで，科学的手続きによってまとめる手法）では，有酸素運動により脳由来神経栄養因子の発現や脳活動の活性を認め，有酸素運動が MCI に対する有望な介入手法であると報告されている [8]。このように，運動単独の介入について，運動は MCI の認知機能の改善に寄与していると考えられるが，先行研究の質や，認知機能の領域（例えば，言語機能，記憶機能等）によって効果にばらつきがある [9] といった効果の安定性の面から，効果を結論づけるには時期尚早であることが指摘されている。

　一方，近年，認知機能の維持・向上のための運動として，運動に認知課題的要素を加え，身体機能と脳機能をより効率的に刺激するような介入方法が着目されている。

3-2. 二重課題（dual task）

　同時に2つ以上の課題を遂行することを二重課題（dual task, 以下デュアルタスク）という。例えば，足踏みをしながら引き算をする，歩きながらしりとりをする，といった内容である。複数課題を同時に実行することは，認知機能低下者では困難なことが多い。それは，複数課題を適切に実行するためには遂行機能（何らかの問題に直面した際，それを解決していくために動員される一連の認知・行動機能の総称）と呼ばれる課題を処理する能力や，課題に意識を向ける注意能力等が必要であり[10]，認知機能が低下した人ではその能力が低下することによる。

　現在，国内では「コグニサイズ[11]」「シナプソロジー[12]」「スクエアステップ[13]」というデュアルタスクプログラムが広がりつつある。各プログラムの詳細は文献に記載したそれぞれのホームページを参照されたい。これらは，運動の遂行と同時に認知課題を負荷することで，脳の活性化を効率的に図るプログラムとして期待されている。コグニサイズは国立研究開発法人国立長寿医療研究センターが，シナプソロジーは株式会社ルネサンスが，スクエアステップは国立大学法人の教員チームがそれぞれ開発したプログラムで，主に認知機能低下の抑制を目指している。これらのプログラムの特徴としては，新たな課題や難課題への挑戦，達成感，興味の持続があげられる。運動課題に認知課題を負荷するプログラムは，課題への慣れによる脳への刺激低減，課題の過度な負荷によるストレスの増大といった問題点があり，それらを解決すべくプログラムに工夫を加え，継続して続けられるように構成されている。

　具体的にスクエアステップを例にあげる（図2）。スクエアステップは，マス目のある長マットを利用し，そのマットの上で足踏み（ステップ）をおこなうプログラムで，参加者は指導者のステップパターンを見て覚えて，実行（実践，遂行，反復）するというものである。スクエアステップは，パターンを記憶することで「あたま」を，記憶した通りにステップをすることで「からだ」

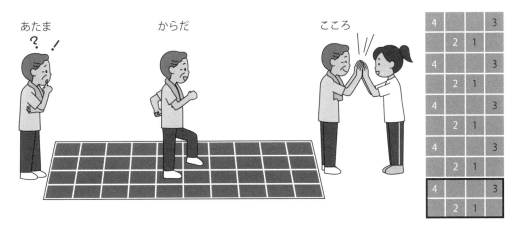

図2　スクエアステップの実践例とステップパターン例（文献13より引用）
ステップパターン例：図2の番号順に「1右足→2左足→3右足→4左足」を繰り返して前に進んでいく。

を，さらに，仲間同士励ましあうことで「こころ」を豊かにすることを目指している。

　課題に慣れ，脳への刺激が減少しないように，ステップパターンの難易度は徐々に上がっていくが，難課題をクリアすることで参加者は達成感を得ることができる。その一方で負荷がかかりすぎないように，集団で取り組む場合は仲間同士で声をかけ，励ましあいながら実施することで楽しく無理なく継続することができるように構成されている。

3-3. 二重課題（dual task）の効果

　デュアルタスクプログラムの遂行は，MCI の認知機能に対して好影響を与えることが報告されている。例えばコグニサイズでは，MCI 308 名を対象に，コグニサイズ，有酸素運動，筋力トレーニングの複合運動プログラムを週 2 回 40 週間にわたり継続した結果，運動介入群では，運動介入を受けていない群と比べ，認知機能の維持・向上効果がみられている [14]。また，デュアルタスクプログラムの特徴である達成感，興味の持続といった観点からは，例えばスクエアステップは，他の運動と比較し，笑顔の回数が多いという研究報告がある [15]。笑顔は楽しさと通ずるところがあるが，楽しさは，運動継続の理由として，体力や健康面の効果よりも重視されている [16]。また，達成感は仲間と一緒に楽しさや満足感を共有することで高まり [17]，人とのつながりが大きなウエイトを占めていることがわかる。認知機能の維持・向上のためには，「継続」が鍵となる。達成感，楽しさを例とした好感情は，継続という行動を惹起し，認知症予防の好ループを形成するものと言えよう。

4. 軽度認知障害（MCI）に対する介入の実際

　近年，MCI の認知機能の維持・向上のために，多因子プログラムという介入方法が注目されている。多因子プログラムとは，例えば運動のみ，栄養のみといった単一要素での介入方法ではなく，運動・栄養・知的活動など複数要素を組み合わせておこなう介入方法のことで，FINGER 研究 [18] 注1) という大規模研究に基づいている。前述の WHO のガイドラインでも触れているが，認知機能低下および認知症のリスク低減には，多項目での介入・管理が重要であり，健康的な運動や食事，活動的なライフスタイルの確立が重要であると考えられる。

　著者の所属する筑波大学の附属病院では，「認知力アップデイケア」という MCI を対象とした認知症予防の取り組みを展開している。認知力アップデイケア対象者の特徴を**表 1**に示した。

　認知力アップデイケアでは，認知機能低下傾向にある MCI を主な対象とし，多因子プログラム介入を導入している。プログラムは「身体活動」「心理活動」「知的活動」「教育活動」の 4 つの柱

注 1）FINGER 研究：FINGER（The Finnish Geriatric Intervention Study to Prevent Cognitive Impairment and Disability）研究とは，多因子プログラムを採用した認知症予防の介入研究のことで，2015 年に欧州の研究者らが報告したものである。これまでの認知症予防に関する研究では，単一介入（例えば，運動のみの介入）に関する結果は報告されていたが，多因子（運動，栄養など）での介入研究は，ほぼ未検討であった。FINGER 研究では，食事指導，運動指導，認知トレーニング，血管リスクの管理といった多因子を介入プログラムに導入し，66 〜 77 歳の MCI レベルの対象者 1,260 名を介入群と対照群（一般的な健康アドバイス）に分け，認知機能への影響を 2 年間のランダム化比較試験（研究の対象者を 2 つ以上のグループにランダムに分け，治療法などの効果を検証すること）により検討した。その結果，介入群は認知機能の総合得点，遂行機能等の項目において，対照群よりも有意な向上がみられた。また対照群では，認知症になるリスクが介入群に比べて 1.3 倍となることも示された。これらの研究結果から，食事，運動，認知トレーニング，血管リスクの管理の多因子介入は，認知機能の維持・向上に寄与する可能性が示された。この FINGER 研究以降，世界中で "World Wide Fingers" という同様の介入研究が進められている [19]。

表1	認知力アップデイケア対象者の特徴（2023年3月現在）	
人　数	55名（男性25名，女性30名）
年　齢	77.5 ± 5.4歳（64 〜 92歳）
参加者の主な原因疾患	MCI，アルツハイマー型認知症，レビー小体型認知症，前頭側頭型認知症，混合型認知症，その他
参加基準	MCI 〜軽度認知症，MMSE：24点前後，ADL：自立，運動制限なし，重篤な疾患なし
参加頻度	週1回（1回6時間）

MMSE：mini mental state examination（認知機能検査のひとつ），ADL：activities of daily living（移動・排泄・食事・更衣・洗面・入浴などの日常生活動作のこと）。

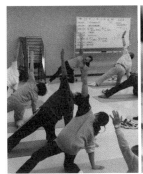 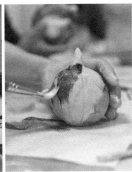 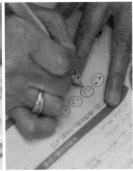 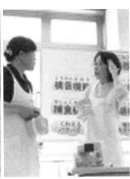

身体活動　　　　　　心理活動　　　　　　知的活動　　　　　　教育活動

図3　認知力アップデイケアの各プログラムの様子

で構成されている（図3）。身体活動では，筋力トレーニング，エアロビクス，ダンス，太極拳，ヨガなどを取り入れ，生理学的・生物学的要因から，心理活動では音楽や芸術を通して情緒の安定等，心理学的要因から，知的活動では脳トレを通じて脳への刺激と意欲の向上等，行動学的要因から，包括的に認知症予防を目指している。教育活動では，認知症予防に関する内容を含めた定期的な講演会や，疾患理解に関する講座などを通して疾患を理解し，生活しやすくするような取り組みを導入している。

　著者らの認知力アップデイケアへの参加率と認知機能に関する縦断研究では，予備的な結果ではあるが，多因子プログラムへの参加率が高い者は，そうでない者と比較すると，2年間にわたり認知機能を維持している傾向がみられた。また，認知力アップデイケアにおける参加者やその家族の心理面に関する予備的な質的調査からは，参加者当人や家族にとって「仲間との活動や家族のサポート」が支えとなっている傾向があり，「人」の存在やかかわりが重要なファクターであることが示されている。

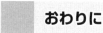

おわりに

　近年の認知症予防における介入方法の主流は，単独での運動（例：ウォーキングのみ）より複合的な運動を，運動単独より多因子（運動＋栄養＋その他）を，という傾向にある。認知症予防全体を考えると，プログラムを多因子で構成することが望ましいが，地域や個人においては容易ではない。例えば，いつもの運動に何か（他の運動，音楽等）を加える等，新しいチャレンジを取り入れる工夫や脳を刺激する心がけが肝要である。

　本書におけるメディカルフィットネスとは，運動実践のみならず，総合的な健康増進のために必要な方策を包含するものである。認知機能低下者に対するメディカルフィットネスは，多種類の運動，多種類の活動に取り組み，人とのかかわりを持つことにより，多様な行動や記憶が新たに生まれ，認知機能の維持・向上に寄与するものと期待できる。認知症が増加の一途をたどるわが国において，メディカルフィットネスの考え方が多くの人に浸透していくことを祈念する。

【引用文献】

1)　国立精神・神経医療研究センター精神保健研究所：知ることからはじめよう　こころの情報サイト，認知症．2023．
https://kokoro.ncnp.go.jp/disease.php?@uid=WwE9LLpYbVZTIDMI（2023 年 10 月 4 日アクセス）
2)　厚生労働省老健局：認知症施策の総合的な推進について（参考資料）．2019．
https://www.mhlw.go.jp/content/12300000/000519620.pdf（2023 年 10 月 4 日アクセス）
3)　日本神経学会：認知症疾患診療ガイドライン 2017．2017．
https://www.neurology-jp.org/guidelinem/nintisyo_2017.html（2023 年 10 月 4 日アクセス）
4)　Petersen RC: Mild cognitive impairment. Continuum (Minneap Minn), 22: 404-418, 2016.
5)　Manly JJ, Tang MX, Schupf N, et al.: Frequency and course of mild cognitive impairment in a multiethnic community. Ann Neurol, 63: 494-506, 2008.
6)　WHO ガイドライン『認知機能低下および認知症のリスク低減』邦訳検討委員会：認知機能低下および認知症のリスク低減　WHO ガイドライン．2019．
https://www.jri.co.jp/MediaLibrary/file/column/opinion/detail/20200410_theme_t22.pdf（2023 年 10 月 4 日アクセス）
7)　Zhang L, Li B, Yang J, et al.: Meta-analysis: resistance training improves cognition in mild cognitive impairment. Int J Sports Med, 41: 815-823, 2020.
8)　Farhani F, Shahrbanian S, Auais M, et al.: Effects of aerobic training on brain plasticity in patients with mild cognitive impairment. A systematic review of randomized controlled trials. Brain Sci, 12: 732, 2022.
9)　Gates N, Maria A, Fiatarone Singh MA, et al.: The effect of exercise training on cognitive function in older adults with mild cognitive impairment: a meta-analysis of randomized controlled trials. Am J Geriatr Psychiatry, 21: 1086-1097, 2013.
10)　Yogev-Seligmann G, Hausdorff JM, Giladi N: The role of executive function and attention in gait. Mov Disord, 23: 329-342, 2008.
11)　国立長寿医療研究センター：認知症予防運動プログラム「コグニサイズ」．
https://www.ncgg.go.jp/hospital/kenshu/kenshu/27-4.html（2023 年 10 月 4 日アクセス）
12)　シナプソロジー研究所：シナプソロジーとは．
https://synapsology.com/sy/overview/（2023 年 10 月 4 日アクセス）
13)　スクエアステップ協会：スクエアステップエクササイズ．
https://square-step.org/（2023 年 10 月 4 日アクセス）
14)　Shimada H, Makizako H, Doi T, et al.: Effects of combined physical and cognitive exercises on cognition and mobility in patients with mild cognitive impairment: a randomized clinical trial. J Am Med Dir Assoc, 19: 584-591, 2018.

15) 大島秀武，村松礼貴，重松良祐：スクエアステップ運動における笑顔の回数と程度．健康支援，23: 169-176, 2021.

16) 田中喜代次，岩井浩一，重松良祐，ほか：生活意識と生活行動調査結果報告　高齢者の運動実践者と運動非実践者における日常の生活意識と生活行動の相違に関する分析的研究．In：高齢者の運動実践者と非実践者における生活意識と生活行動の相違に関する研究．健康・体力づくり事業財団，東京，pp. 21-134, 2004. http://www.health-net. or.jp/tyousa/houkoku/pdf/ h15_rouken_isiki_koudo.pdf（2023 年 10 月 4 日アクセス）

17) 横山典子，西嶋尚彦，前田清司，ほか：中高年者における運動教室への参加が運動習慣化個人的要因に及ぼす影響－個別実施運動プログラムと集団実施運動プログラムの比較－．体力科学，52: 249-257, 2003.

18) Ngandu T, Lehtisalo J, Solomon A, et al.: A 2 year multidomain intervention of diet, exercise, cognitive training, and vascular risk monitoring versus control to prevent cognitive decline in at-risk elderly people (FINGER): a randomised controlled trial. Lancet, 6: 2255-2263, 2015.

19) Kivipelto M, Mangialasche F, Ngandu T; World Wide Fingers Network: World Wide Fingers will advance dementia prevention. Lancet Neurol, 17: 27, 2018.

第5章
整形外科系疾患の患者に向けた
メディカルフィットネス

河原 勝博

2019年国民生活基礎調査での日本人の病気やけが等で自覚症状のある者（有訴者）は人口1,000人あたり302.5人となっており，その割合は年齢が上がるにつれて高くなる。症状別では男女とも腰痛，肩こり，手足の関節の痛みが上位を占めており，整形外科関連の症状が多い。本章では症状の多い代表的な整形外科系疾患の患者に対して，ナースらが容易に指導できるメディカルフィットネスについて解説していく。

1. 整形外科系の疾患における Red Flag

まず，エクササイズ指導をおこなう前には，内科系有症者や施設等に入所していて整形外科的な診断などがついていない有症者については，対応する前に問診か質問用紙などによって**表1**に示した注意すべきポイント（Red Flag）を確認する必要がある。

表1に示した症状がある場合には，整形外科医による診察を受ける必要がある。痛みが強く出る場合には運動指導を中止して診察を勧めることが望ましい。

2. 腰の痛み（いわゆる腰痛症）

一般的に腰痛の素因になる生活様式が2つ考えられている。背中を丸める悪い座位姿勢と日常生活における腰椎の屈曲頻度の多さである[1]。

座位姿勢において，腰椎が後弯しているほど，椎間板内圧がより高くなり，脊柱後方にある靭

表1	整形外科系疾患で注意すべきポイント（Red Flag）

・安静時にズキズキして痛む場合（炎症性疾患や悪性腫瘍の転移など）

・背部や局所における殴打痛（knock pain）がある場合（骨折など）

・感覚障害を伴っている場合（椎間板ヘルニアや絞扼性神経障害など）

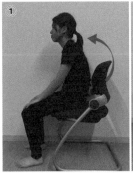
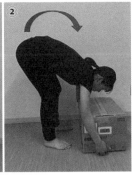

図1　腰椎に負担のかかる姿勢（腰椎の後弯）
①座位姿勢，②立位姿勢。

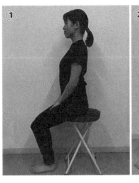
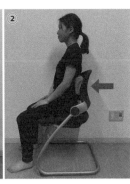

図2　腰椎に負担のない座位姿勢
①腰椎を最大伸展し少し緩めて腰椎前腕を保持，②背もたれのある椅子での枕も有効。

帯をオーバーストレッチすることになる。日常生活における多くの身体動作（顔を洗う，座る，床の物を拾うなど）では体幹を屈曲する。この時に腰椎の後弯が加わるとより腰部への負担が増す（図1）。

　腰痛を訴える患者ならびに腰痛の予防に対しては，正しい姿勢指導が重要である。日常生活動作でとるべき基本姿勢は「腰椎の生理的前弯の保持」である[2]。座位姿勢においては腰椎を最大伸展し，そこから少し緩めるようにして腰椎前弯を保持する。背もたれのある椅子では腰部に枕（ランバーピロー）を使用すると姿勢を保持しやすい（図2）。

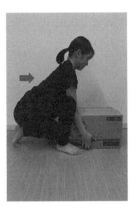

図3　物を持ち上げるときの良い姿勢
重心を下げて腰椎の伸展を保持する。

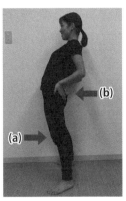

図4　腰椎のセルフケアの体操
足は肩幅より広めにし，膝はできるだけ伸ばす（a），骨盤を押し込むようにイメージする（b）。

　しゃがむ姿勢ではしっかりと腰椎前弯を保持し，股関節と膝の屈曲を利用して重心を下げ，持ち上げたい物は可能な限り身体に近い位置で保持する（図3）。

　明らかな骨性や神経的に異常のない慢性的な腰痛においては，不良姿勢をリセットするためのセルフケアの体操「これだけ体操」が有効である。その効果は高齢者施設で働く介護職員を対象とした調査において，腰痛状況が改善している[3]。その中でも最も有効な体操は，①足を肩幅よりやや広めに開き膝をしっかり伸ばし，両手を支点に腰をしっかり反らし，②息を吐きながら最大限に反らした状態を3秒間ほど保つ（1～2回）という内容である（図4）。

3. 頸部周囲の痛み（いわゆる肩こり）

肩こりは原因疾患を認める症候性肩こりと
器質的原因が不明である本態性肩こりに分け
られる [4]。ここでは一般的に多い姿勢不良（猫
背など）に伴う本態性肩こりについての指導
について説明する。

適正な椅座位姿勢では深く腰を掛け，背筋を
伸ばして顎をいっぱいまで後ろに引き，そこか
ら 10％ほど力を緩めることで頭部と首の位置
が適正になる [5]（図 5）。同一姿勢を長く保持す
る作業は好ましくないので，1 時間に 1 度は背
伸びや立位での足ぶみまたは歩行を勧める [6]。

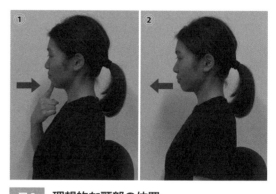

図 5　**理想的な頸部の位置**
① 顎をいっぱい後ろに引く，② 10％程度力を
緩めた姿勢。

実際の運動では，リラクセーションとして肩を 3 秒すくめて，肩をおろしてリラックス（10 秒）
を繰り返すこと [7] や肘を十分屈曲し指先を肩にあてた状態にして前腕を前方から上方に回旋し後
方に引き込む。その後，後方から前方へ逆回転で回旋することで肩甲骨を動かす [8]（図 6）。

また，良い座位姿勢から顎を引いて，ゆっくりと頭を倒していき，いっぱいまで倒したところ
で頭をリズミカルに左右に揺らし，数秒後に元に戻す。この動作を何度か繰り返すことも効果的
である [9]（図 7）。

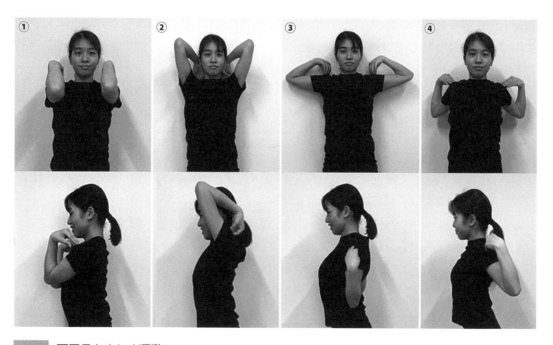

図 6　**肩甲骨をまわす運動**
①肘を十分屈曲し指先を肩にあてた状態，②前腕を前方から上方へ，③上方から横，④横からから後方。

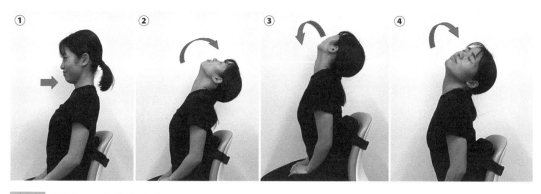

図7　頸部のエクササイズ
①良い座位姿勢から顎を引いて，②ゆっくりと頭を倒す，③頸部を右へ，④頸部を左へ。

4. 肩の痛み（肩関節周囲炎いわゆる五十肩）

　肩関節周囲炎は40歳台または50歳台以降に発症することが多く，原因を特定できず，持続的な疼痛と自動・他動の著しい可動域の低下を伴う状態と定義される。治療として痛みが伴う急性期においては除痛が主体となり，薬物療法として非ステロイド系抗炎症薬（non-steroidal anti-inflammatory drugs：NSAIDs）やステロイドなどの関節内注射などをおこなうことがある。

　治療中の運動としては痛みが出ない範囲で肩の自動運動が推奨される。その典型例として振り子運動があげられる。机などを支えとして前かがみになり疼痛のある腕を下に垂らし力を抜いた状態で円を描くように腕をまわす。痛みが軽微なら円を少しずつ大きくしていき，これを5～10回ほど内まわし，外まわしを交互におこなう（図8）。

　その後，慢性期に移行して可動域制限がメインになった場合には壁やタオルを使用し可動域訓練をおこなうことが有効である。この場合には，痛みが出る直前の角度までゆっくりおこない，何度も繰り返すことが重要である[10]（図9）。

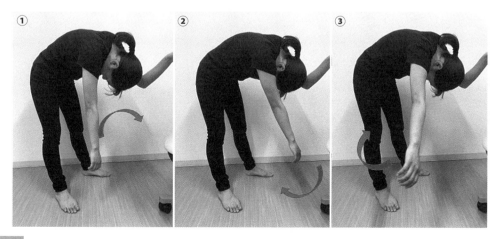

図8　振り子運動
①腕を下に垂らし力を抜いた状態，②③：ゆっくりと円を描くように動かす。

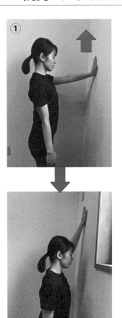
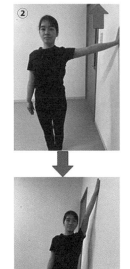
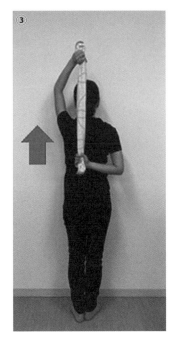

図9　壁やタオルを使った肩の可動域訓練
①壁に向かい前方に手を当て滑らせるように挙上する，②壁に平行に立ち側方に手を当て滑らせるように挙上する，③タオルで左腕を使い右腕を挙上させる。

5. 膝の痛み（変形性膝関節症）

　変形性膝関節症は関節痛の中で最も多いとされている。中高年者の多くが膝痛を訴えているものの，病院などを受診していない例も多く，その後ロコモティブシンドロームに移行し，要支援・要介護になる危険性が増す。このため，早期の対応が重要である[11]。

　変形性膝関節症の患者に対しては，定期的な有酸素運動，筋力強化訓練および可動域訓練を継続するように促すことが効果的と考えられている。

　筋力訓練では特に大腿四頭筋の訓練が重要である。ベッドや椅子でおこなえる訓練を痛みが出ない範囲で指導する。脚をゆっくり5秒かけて挙上し，最大伸展位で5秒保持して，ゆっくり5秒かけておろす動作を繰り返す。挙上の角度は座位の場合は膝伸展位0°付近，臥位の場合は無理のない高さが望ましい（図10）。

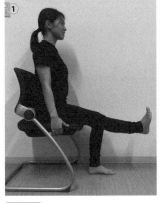
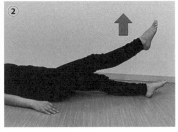

図10　大腿四頭筋の訓練
①座位での下肢挙上，②臥位での下肢挙上。

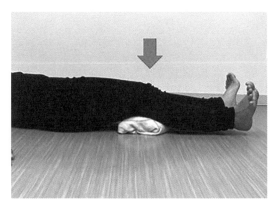

図11　パテラセッティング
膝下に枕を置いて膝の裏で枕を押す。

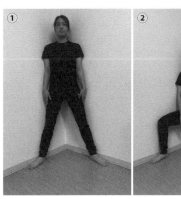
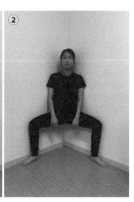

図12　コーナースクワット
①股関節を90°に開き左右の壁と平行に足を置く，②壁に足，膝，尻をつけたまま股関節，膝を曲げていく。

　また，股関節の痛みなどで脚を挙上することが困難な場合は，膝下に枕を置いて膝の裏で枕を押す（パテラセッティング）が有効である[11]（図11）。

　スクワットは背筋，腹筋，股関節，下肢の筋力を鍛える良い運動である。しかし，正しい姿勢でおこなわないと腰部などを逆に痛めてしまう。姿勢保持に不安のある場合は机などに手を添えておこなうと良い。特に体幹に不安のある場合，直角の壁のコーナーを使っておこなうコーナースクワットも有効である。直角の壁のコーナーに立ち，股関節を壁に沿って90°に開き左右の壁と平行に足を置く，壁に足と膝と尻をつけたまま股関節，膝を曲げていく。膝を壁から離さなければ良いアライメントを維持できる。体幹を壁につけたままなので安全におこなえる[12]（図12）。

【引用文献】

1) 銅冶英雄，岩貞吉寛 訳（ロビン・マッケンジー 著）：自分で治せる！　腰痛改善マニュアル，実業之日本社，東京，pp. 25-40, 2009.
2) 渡部泰幸，白戸　修：非特異的腰痛症に対する運動療法．MB Orthop, 18(2): 17-21, 2005.
3) 松平　浩：これだけ体操．医道の日本，73(8): 34-35, 2014.
4) 松崎雅彦，内尾祐司：肩こりの診断．MB Orthop, 19(4): 7-14, 2006.
5) 岩貞吉寛，銅冶英雄 訳（ロビン・マッケンジー 著）：首の痛み・肩こり・頭痛改善マニュアル　自分で治せる！マッケンジーエクササイズ．実業之日本社，東京，p. 51, 2011.
6) 高岸憲二，荒　毅，堤　智史，ほか：肩こりの治療．MB Orthop, 19(4): 16-19, 2006.
7) 佐藤竜一郎，馬場久敏：後頚部痛の保存療法．MB Orthop, 19(4): 48-54, 2006.
8) 丹羽滋郎：日々の臨床から「診察室で行っている筋と脳へのアプローチ」　肩関節が楽に挙がるようになれば：脳と筋の再教育．Sportsmedicine, 140: 36-37, 2012.
9) 岩貞吉寛，銅冶英雄 訳（ロビン・マッケンジー 著）：首の痛み・肩こり・頭痛改善マニュアル　自分で治せる！マッケンジーエクササイズ．実業之日本社，東京，pp. 78-79, 2011.
10) 石井征輝，銅冶英雄訳（ロビン・マッケンジー 著）：肩の痛み・四十肩改善マニュアル　自分で治せる！　マッケンジーエクササイズ．実業之日本社，東京，pp. 80-107, 2011.
11) 鳥取部光司，帖佐悦男，宮崎茂明：変形性関節症のリハビリテーション．Jpn J Rehabil Med, 53: 922-937, 2016.
12) 渡會公治：スポーツ医学からみた腰痛対策—根治療法：身体の上手な使い方を身につける—．MB Orthop, 18(2): 22-29, 2005.

第6章
内科系疾患の患者に向けた
メディカルフィットネス

小林 裕幸

　内科系疾患に対するメディカルフィットネス（≒運動療法）の歴史をたどると，過去には，心筋梗塞発症後は梗塞部の病状が安定するまで過剰な負荷はかけないという考えのもと,ベッド上安静が6〜8週間という管理がなされていた。しかし，医原性の廃用症候群をきたすことから，早期離床と社会復帰をめざす機能回復訓練が進み，その後，有酸素運動が動脈硬化を退縮させ，血管内皮機能を改善し，炎症性サイトカインや交感神経活性を抑制することが明らかにされ，積極的にフィットネスを改善することにより，冠動脈疾患の長期予後や心不全後の QoL を向上させることが明らかとなった。メディカルフィットネスの有用性は心血管疾患だけでなく，さらに，代謝疾患，腎臓疾患，呼吸器疾患，肝疾患，がん，自己免疫疾患など疾患を持っている多くの患者に広がっている。

　わが国では,フレイルを有する高齢者が増加し,介護負担の要因となっているが,フィットネス（体力つくり）の習慣化により，フレイルを予防し，セルフケア能力を向上させて健康寿命を延伸することがますます重要となっている。ナースを含めた多職種チームによる包括的な対応が必須となっている。高齢者など，内科系疾患を多く有する患者に対しても,積極的にフィットネスにいそしむことが，リスクよりベネフィット（健康利益）を増すこととなる。

1. 心肺機能（全身フィットネス）と死亡リスクの関係

　生活習慣の変化，IT（情報技術）の発展に伴い，身体活動量が減少し，肥満がさらに進行するようになっている。米国では，心肺機能の低下に伴い，慢性疾患の割合が上昇し，死亡のリスクが増加することが，研究で明らかとなっている。図1[1] は 30 歳から 95 歳の 75 万人あまりの在郷軍人を対象とした研究で，70 歳台の約 11 万人，80 歳台の 27,000 人の高齢者が含まれている。対象を運動負荷試験の結果に基づき心肺機能別に6群に分類し，極めて体力のある超最高体力（フィットネス）群 (98 〜 100 %) を標準として，最も体力がないと分類される最低フィットネス群 (0 〜 20 %), 低フィットネス群 (20 〜 40 %), 平均フィットネス群 (40 〜 60 %),

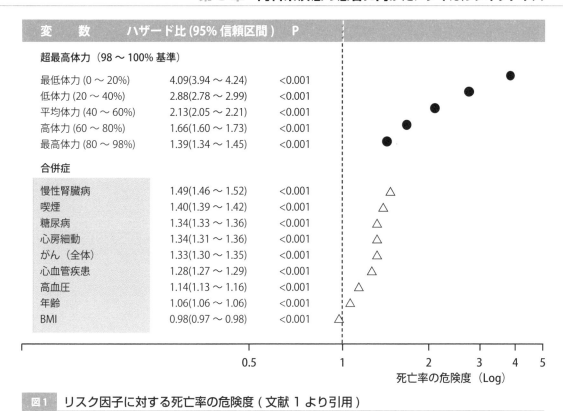

変　　数	ハザード比 (95% 信頼区間)	P
超最高体力（98 ～ 100% 基準）		
最低体力 (0 ～ 20%)	4.09(3.94 ～ 4.24)	<0.001
低体力 (20 ～ 40%)	2.88(2.78 ～ 2.99)	<0.001
平均体力 (40 ～ 60%)	2.13(2.05 ～ 2.21)	<0.001
高体力 (60 ～ 80%)	1.66(1.60 ～ 1.73)	<0.001
最高体力 (80 ～ 98%)	1.39(1.34 ～ 1.45)	<0.001
合併症		
慢性腎臓病	1.49(1.46 ～ 1.52)	<0.001
喫煙	1.40(1.39 ～ 1.42)	<0.001
糖尿病	1.34(1.33 ～ 1.36)	<0.001
心房細動	1.34(1.31 ～ 1.36)	<0.001
がん（全体）	1.33(1.30 ～ 1.35)	<0.001
心血管疾患	1.28(1.27 ～ 1.29)	<0.001
高血圧	1.14(1.13 ～ 1.16)	<0.001
年齢	1.06(1.06 ～ 1.06)	<0.001
BMI	0.98(0.97 ～ 0.98)	<0.001

死亡率の危険度（Log）

図1　リスク因子に対する死亡率の危険度 (文献 1 より引用)

高フィットネス群 (60 ～ 80 %)，最高フィットネス群 (80 ～ 98 %) とを比較している。心肺機能（全身フィットネス）が一番低い群（最低フィットネス群）では，一番フィットネスの高い群（超最高フィットネス群）と比較すると死亡率の危険度が 4.09 倍となっており，全身フィットネスが低いほど，死亡リスクが高いことがわかる。これは，既存のリスク因子（慢性腎臓病 1.49倍，喫煙 1.40 倍，糖尿病 1.34 倍，心房細動 1.34 倍，高血圧 1.14 倍）よりもはるかに強い死亡予測因子であることがわかる。言い換えると，死亡リスクを減少させるためには，従来から検討されている内科的なリスク因子以上に，心肺機能（全身フィットネス）を保つことが重要であるといえる。さらに，高いフィットネス（最高フィットネス群，高フィットネス群）を有していなくても，同じ年齢区分で比較すると，平均的なフィットネスを有する群（平均フィットネス群）では，最もフィットネスが低いと分類される群（最低フィットネス群）と比較すると，50 % 以上の死亡リスク軽減が見込め，このフィットネスの違いは，週に 150 分の運動量を満たすことで達成できる可能性が高い。内科系疾患を有する患者では，急性期の身体不活動によるフィットネスの低下が予想され，メディカルフィットネスにより，平均的なフィットネスに戻すことがいかに重要であるかが理解できる。

2. 身体機能と心不全の進展ステージの関係

図2[2)] は，心不全の自然経過を示しているが，症状が出始める症候性心不全のステージの前に，リスクを管理し，フィットネス習慣を形成し，心不全を進行させないことが重要であることを示している。心不全が進行し，入院が繰り返されるようになると，入院により身体機能が低下し，負の連鎖にいたることが理解できる。ここでの縦軸は心機能（心駆出率）ではなく，身体機能であることを強調したい。つまり，心不全の進行を判断する指標は身体機能であることを認識し，身体機能を維持することがいかに重要であるかが理解できる。

3. 内科系疾患の患者に対するメディカルフィットネス

前述のことから，心肺機能（全身フィットネス）と身体機能を維持することの重要性が理解できる。表1に「医師・コメディカルのためのメディカルフィットネス」[4)] を参考に，各疾患に対する運動のポイントや注意点をまとめた。要点は，どの疾患であっても内科系疾患が理由で身体活動を制限する，運動を禁止することは不利益につながりうるということである。運動の中心は，個々人に合わせた有酸素運動とレジスタンス（抵抗）運動からなり，ウォームアップとクールダウンを十分取り入れながら，関節可動域運動や柔軟体操を段階的に組み合わせる。メディカルフィットネスに加えて，食事指導，禁煙指導，節酒，薬物療法，水分補給，体重管理，感染対策など生活全般にわたるきめ細かな指導が求められており，ナースの果たす役割は大きい。

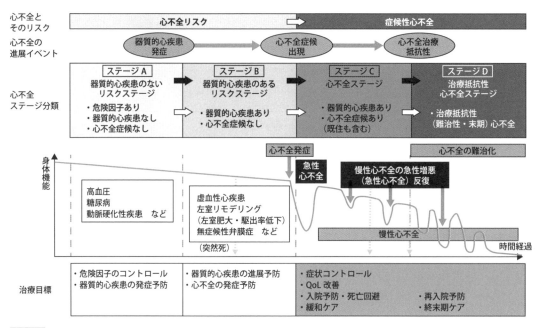

図2　心不全とそのリスクの進展ステージ（文献2より引用）

表1　内科系疾患に対する運動のポイントや注意点（文献4より作成）

	高血圧	急性冠症候群（不安定狭心症・急性心筋梗塞）	慢性心不全	糖尿病	脳卒中
疾患概要	放置すると重篤な心血管病を導くため、サイレントキラーと呼ばれている。	冠動脈のプラーク（粥腫）破綻を起因として急速に血栓形成・閉塞が進行しつつある疾患で、心筋壊死にまでいたると急性心筋梗塞となる。どちらもただちに急性期治療（冠動脈インターベンション）をおこなうことが重要である。	適切なプログラムによる運動療法は多くのメリットをもたらすことが明らかとなり、急性期のベッドサイドから早期介入が推奨されている。	血糖が上がりやすい体質であり、加齢・運動不足・糖質過剰摂取・体脂肪量増加などが悪化要因である。	意識障害、片麻痺、頭痛が突発的に起こる症候がいい、脳血管障害と同義語で、脳梗塞、脳出血、くも膜下出血などが原因で発症する疾患である。
運動のポイント	定期的な運動トレーニングは予防、改善につながる。	運動療法が良い適応になるので、運動指導を積極的に勧める。	動悸、呼吸困難感（息切れ）、倦怠感、浮腫（むくみ）等の出現に注意しておこなう運動療法は、自覚症状や運動耐容能、血管内皮機能、QoLなど多面的病態改善効果を有する。	運動プログラム・指導は一般人と変わらないが、体力レベルが低い高齢者が多い、変形性膝関節症などの運動器合併症が多いことに留意する。	健側のみでなく、患側も強化する必要がある。フィットネスの阻害因子になるような痙縮や麻痺に対しては、装具療法や物理療法を併用すると良い。
運動の種目	有酸素運動を主体とし、補足的にレジスタンス運動を加える。	ウォームアップ、有酸素運動、レジスタンス運動、クールダウンの4つの要素から構成する。	ウォームアップとクールダウンを含み、有酸素運動とレジスタンス運動から構成した運動プログラムを提供する。	有酸素運動とレジスタンス運動の併用が勧められる。特に低体力者や高齢者では、レジスタンス運動がより重要である。	自転車エルゴメーター、トレッドミル、歩行訓練、筋力増強訓練をおこなう。
運動時の注意点	特になし。	特になし。	重篤な不整脈を生じる患者には、運動療法を控える。	高強度運動に際しては、運動負荷試験など安全性評価を運動開始一定期間後におこなう。	血圧変化に注意しながら、静的運動、動的運動を使い分けていく必要がある。
その他	運動に加えて食塩制限、禁煙、節酒などと同時におこなうことが効果を促進するうえで重要である。食事指導や禁煙指導を併せておこなう。	定期的に運動負荷試験をおこない、有酸素能力の評価と運動実践状況を確認する。食事指導や運動指導に対する留意点にも十分な注意を払う。	運動は、心拍出量低下に対する過剰な代償機構やディコンディショニングの病態の改善に非常に重要である。	スルホニル尿素（SU）薬やインスリンを使用中には低血糖に十分に注意する。	過体重の防止、筋力増強のためのたんぱく質摂取など食事療法も重要な役割を果たす。

表1　（つづき）

	非アルコール性脂肪性肝疾患 (nonalcoholic fatty liver disease：NAFLD)	慢性腎臓病 (chronic kidney disease：CKD)	大腸がん	乳がん
疾患概要	メタボリックシンドロームの肝臓における表現型である。内臓脂肪の蓄積、骨格筋の減少がNAFLDの発症や肝病態の増悪に関与する。	腎障害または糸球体濾過量の低下により定義される。尿毒症物質の蓄積、アシドーシス、protein-energy wasting（PEW：透析患者に対する低栄養状態）をきたしやすい。	大腸（結腸、直腸）に発生したがんで、進行すると、血便、腸閉塞の原因となる。	乳腺に発生するがんで女性に多い。主な症状は乳房のしこり。10年生存率は約80%と高い。
運動のポイント	食事療法のみならず、骨格筋の増加や維持に向けたフィットネスの実践が重要である。	筋量増加、運動耐容能向上、栄養状態改善、QoL向上や生命予後改善をもたらす。	がん患者に推奨できる科学的エビデンスの高い論文は限られているが、米国がん協会より患者へのガイドラインが発表された。	入院中、退院後の運動指導は、その後のQoLに影響を及ぼす。リンパ浮腫の予防・改善にもなる。
運動の種目	週250分以上の中・高強度の身体活動は体重減少とは独立して、内臓脂肪、肝脂肪蓄積を減少させ、酸化ストレス状態や炎症状態を改善する。	非透析日に週3～5回、1回20～60分の歩行やエルゴメーターなどの中強度運動を中心におこなう。ストレッチ、関節可動域運動、レジスタンス運動を追加することが望ましい。	がん患者の状態は多岐にわたり、統一的な運動指導手法は存在しない。個々人に合った基準で、有酸素運動、レジスタンス運動、柔軟体操を組み合わせる。	棘上筋、棘下筋、小円筋、肩甲下筋、大胸筋、小胸筋、僧帽筋、前鋸筋などのストレッチと筋力増強運動を中心におこなう。
運動時の注意点	運動の種類を問わず肝脂肪蓄積を改善する。肝の炎症・線維化の病態改善には高強度の有酸素運動が有効である。	食事療法と水分管理、薬物療法、教育、精神・心理的サポートなどをおこなう包括的プログラムが必要である。	治療中は、関節可動域の変化に注意しながら、1日の運動量を数回に分けたり、症状や副作用に合わせて、計画を頻回に変えたりする必要がある。	化学療法、放射線治療などの治療中の運動は、倦怠感を軽減する。
その他	NAFLDの病態改善のメカニズムのひとつは、インスリン抵抗性の改善に加えて、運動が誘導する抗酸化ストレス応答が重要な役割を演ずると考えられる。	保存期CKD患者の腎機能を改善させ、透析導入を先延ばしできる可能性が高い。	がんサバイバーは身体を動かすことに消極的だが、フィットネスはがん関連疲労を改善させるので、個々人に合った基準で、積極的におこなうことが勧められる。	再発リスクを高める閉経後の肥満を予防するために、体重管理を徹底すべきである。

4. メディカルフィットネス中の注意すべき症状

　胸部不快感，冷や汗が出現するとき，原因のわからない呼吸困難感が増強するとき，また，めまい・ふらつき・失神感などが出現するときは運動を中止し，バイタルサインの確認やそのときの症状に応じた処置を施し，経過を観察することが望ましい。不安感や疑問がある場合は，医師のチェックを受けることが必要である。

 ## おわりに

　ここで示した資料はあくまで道しるべの一例であり，最終的な判断は，目の前の患者の状態を把握したうえで判断すべきである。個人の状況を考慮し，特有の背景や社会的状況を十分考慮したうえで個別に最適なメディカルフィットネスを実践することが望まれる。

【引用文献】

1) Kokkinos P, Faseli C, Samuel IBH, et al.: Cardiorespiratory fitness and mortality risk across the spectra of age, race, and sex. J Am Coll Cardiol, 9; 80(6): 598-609, 2022. doi: 10.1016/j.jacc.2022.05.031.
2) 厚生労働省：脳卒中，心臓病その他の循環器病に係る診療提供体制の在り方に関する検討会．脳卒中，心臓病その他の循環器病に係る診療提供体制の在り方について（平成 29 年 7 月）．
https://www.mhlw.go.jp/file/05-Shingikai-10901000-Kenkoukyoku-Soumuka/0000173149.pdf（2023 年 11 月 15 日アクセス）
3) 日本循環器学会：心血管疾患におけるリハビリテーションに関するガイドライン．2021 年改訂版．
4) 日本体力医学会 編著：医師・コメディカルのためのメディカルフィットネス．社会保険研究所，東京，2019．

第7章
身体つくりに必要な栄養素の質・量・摂取のタイミング

吉田 智

健康的な身体つくりには，「運動」「栄養」「休息」のバランスが重要である。意識的に運動をする場合，普段とは異なるエネルギー代謝となり，必要とするエネルギー量も増大する。さらに身体各部に力学的な負荷が加わることで，大なり小なり組織に損傷を与えることになる。そのため，運動後は適切なエネルギー補給や損傷した組織の修復に必要な栄養素を補充することが必要である。つまり，適切な栄養摂取をおこなわなければ，体力を運動前の状態に回復させることはできず，損傷した組織の修復，筋肉の超回復も期待できない。身体つくりには栄養に関する正しい知識が必要である。

1. 身体つくりに必要な栄養素

栄養素は，私たちが生命活動を維持するうえで必要不可欠な物質であり，外界から食品として摂取しなければならない。これらの物質は役割によって「たんぱく質」「脂質」「炭水化物」「ビタミン」「ミネラル」の5つに分類される。これを五大栄養素と呼ぶ。五大栄養素には主に「エネルギー源になる」「身体の組織をつくる」「身体の調子を整える」の重要な役割がある。特に「たんぱく質」「脂質」「炭水化物」は活動するための「エネルギー源になる」ことから「エネルギー産生栄養素」とも呼ぶ。「身体の組織をつくる」栄養素には「たんぱく質」「ミネラル」が，「身体の調子を整える」栄養素には「ビタミン」「ミネラル」が該当する。これら栄養素のバランスは健康の維持・増進だけでなく，生活習慣病やフレイルの予防に欠かせない。

2. 運動とエネルギー代謝

いわゆる「運動をする」とは安静時とは異なる状態であり，体内のエネルギー代謝も変わる。動くためには多くのエネルギーが必要となり，運動にあわせてエネルギー源も変化する（図1, 2）[1,2]。さらに動くことで肉体にストレスもかかり，そのストレスにより損傷を受けた細胞や組織の修復，消耗した貯蔵エネルギーの補給も重要である。また運動実施者の循環器系や内分泌系などに障害

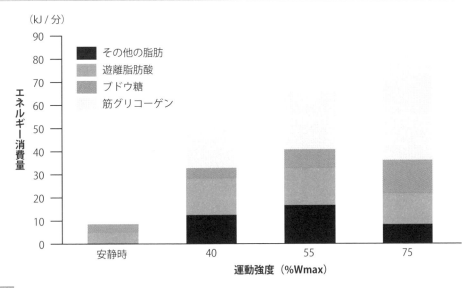

図1　**運動強度と消費エネルギー源（文献1より引用）**
運動の強度により使用されるエネルギー源が変わる。

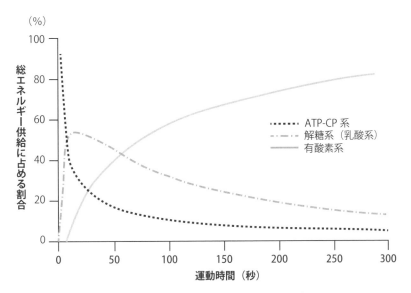

図2　**運動継続時間によるエネルギー源の変化（文献2より引用）**
運動の継続時間によってエネルギー源が変わる。

があると，より代謝状態を考慮した栄養療法を考える必要がある。

　適切なエネルギー摂取は健康状態の維持につながり，過不足は何らかの栄養障害を引き起こす。エネルギーの出納バランスは「摂取量－消費量」であり，体重の変化と体格（body mass index：BMI）により評価できる。すなわち，エネルギーの摂取量が消費量を上まわる状態が続けば体重は増加，下まわる状態が続けば体重は減少する。エネルギーの摂取量は，食品に含まれる三大栄養素のエネルギー換算係数（たんぱく質：4 kcal/g，脂質：9 kcal/g，炭水化物：4 kcal/g）

を用いて算定する。エネルギーの消費量は，基礎代謝，食事誘発性熱産生，身体活動などで構成される（表 1）。

　エネルギー消費量は専用の測定装置を用いて実測することができる。しかし，装置が高価であること，測定には一定の技術を要することから，様々な推定式が開発された（表 2）。またエネルギー消費量を推定する換算式もある（表 2）。算出された数値はあくまで推定値であり，実態を知るには体重や体格などの変化を確認する必要がある。

表1	エネルギー消費量を構成するもの
基礎代謝	身体的・精神的に安静な状態で，仰臥位・覚醒下で生命活動を維持するために必要最低限のエネルギーのこと。
安静時代謝	仰臥位また座位など安静な状態で身体機能を保つために必要なエネルギーのこと。基礎代謝量より 10 〜 20% 増となる。
睡眠時代謝	副交感神経優位の状態で，心拍数が低くかつ四肢の筋肉が弛緩した状態でのエネルギーのこと。基礎代謝量に比較して 15% 減となる。
食事誘発性熱産生	特異動的作用とも呼ばれ，食後の消化吸収に伴い，一部が体熱となって消費される。エネルギー源として利用した栄養素により発生するエネルギーは異なり，たんぱく質で約 30%，糖質で約 6%，脂質で約 4% とされる。ほとんどの食品は混合物であることから食事誘発性熱産生は約 10% とされる。
身体活動	基礎代謝量に対する身体活動の強度の指標で，安静状態よりも多くのエネルギーを消費するすべての動作。

表2	基礎代謝（kcal）の推算式とエネルギー消費量（kcal）の簡易換算式

Harris-Benedict の推定式 [3]
　男性：66.47 + (13.75 × 体重 kg) + (5.0 × 身長 cm) − (6.75 × 年齢)
　女性：655.1 + (9.56 × 体重 kg) + (1.85 × 身長 cm) − (4.68 × 年齢)
　※ 医療機関での使用が多い。体重は現体重または理想体重の軽いほうを用いる。

国立健康・栄養研究所の式（Ganpule の式）[4]
　男性：(0.0481 × 体重 kg + 0.0234 × 身長 cm − 0.0138 × 年齢 − 0.4235) × 1,000/4.186
　女性：(0.0481 × 体重 kg + 0.0234 × 身長 cm − 0.0138 × 年齢 − 0.9708) × 1,000/4.186
　※ BMI < 30 kg / m² 程度であれば基礎代謝量の推定が可能である。

国立スポーツ科学センター (Japan Institute of Sports Sciences: JISS) の計算式 [5]
　スポーツ選手の基礎代謝量の推定 = 28.5 ×（体重 kg −（体重 kg ×体脂肪率（%）/100））
　※ 筋肉量の多いアスリート用として開発された。

エネルギー消費量 (kcal) = 1.05 × METs ×時間×体重（kg）[6]
　運動時の酸素消費量が安静時の何倍にあたるか METs を用いて計算する。
　METs とは運動強度の単位で，安静時のエネルギー消費量を 1 としたときの相対値である。

3. 栄養素

3-1. たんぱく質

　たんぱく質は，生体の主要構成成分であり，9 種類の必須アミノ酸と 11 種類の非必須アミノ酸から構成されている（表3）。必須アミノ酸は体内で合成できないため食品から摂取しなければならない。体内では筋収縮や酵素反応をはじめ，血中での物質輸送や免疫反応にも関与している。たんぱく質の摂取不足により，筋肉量減少や筋力低下，免疫機能の低下を招く。また成長期では成長障害や体力低下などの原因となる。たんぱく質の摂取量について色々な検討がなされているが，日本人の食事摂取基準（1 歳以上）では 1 日の目標量（上限）は 1 歳以上の全年齢区分において摂取エネルギーあたり 13 〜 20 ％ となっている。

3-2. 脂質

　脂質のほとんどは食品の脂肪の中に含まれている。エネルギー産生栄養素の他の栄養素と比べると約 2 倍（約 9 kcal/g）のエネルギーを産生するため効率の良いエネルギー源といえる。体内では細胞膜の主要な構成成分として働き，また脂溶性ビタミンなど脂溶性物質の吸収を助ける。栄養学上重要な脂質としては，脂肪酸，中性脂肪，リン脂質，糖脂質およびステロール類があげ

表3	たんぱく質を構成するアミノ酸
必須アミノ酸	ヒスチジン，イソロイシン，ロイシン，リシン，メチオニン，フェニルアラニン，トレオニン，トリプトファン，バリン
非必須アミノ酸	チロシン，システイン，アスパラギン酸，アスパラギン，セリン，グルタミン酸，グルタミン，プロリン，グリシン，アラニン，アルギニン

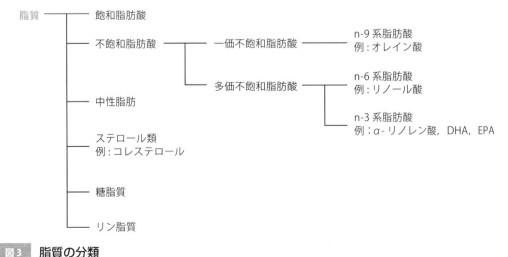

図3　脂質の分類

られる（図3）。日本人の食事摂取基準では目標量は総摂取エネルギーあたり20〜30%となっている。なお，大量にエネルギーを必要とするアスリートでは50%まで安全に摂取できるとの報告[7]がある。

トランス脂肪酸：不飽和脂肪酸にはシス型とトランス型の幾何異性体がある。自然界ではトランス型はわずかで，反芻動物（ウシなど）の胃で微生物により生成され乳製品や肉の中に含まれているものと，工業的に不飽和脂肪酸を水素添加により飽和脂肪酸に変えるときに生じる副産物がある。トランス脂肪酸は冠動脈疾患の発症リスクと関係が深い[8]ことから摂取量は1%未満に留めることが望ましい。

3-3. 炭水化物

炭水化物は，主食であるご飯やパン，パスタなどの材料となる穀類，いも類，果実類に多く含まれる。エネルギーとして全体の50〜65%を占める。多くの場合，ヒトの消化酵素で消化できる易消化性炭水化物を糖質，消化できない難消化性炭水化物を食物繊維と呼ぶ（表4）。糖質は約4 kcal/g，食物繊維は腸内細菌による発酵分解を受け短鎖脂肪酸となり0〜2 kcal/gのエネルギーを産生する。余分に摂取した糖質は肝臓に運ばれグリコーゲンとして肝臓や筋肉に蓄えられる。

3-4. 食物繊維

食物繊維は，人の消化酵素で消化されない食物中の難消化性成分であり，その性質から水溶性と不溶性の2つに大別される（表4）。水溶性食物繊維は消化管内でゲル状となり食物の消化吸収速度の遅延，ビフィズス菌や乳酸菌などの有用菌増殖による整腸作用がある。不溶性食物繊維は水分を取り込み膨潤し，空腹感の低減や排便を促す。いずれも生活習慣病と関係が深い，体重，総コレステロール，LDLコレステロール，中性脂肪，収縮期血圧，空腹時血糖などを改善させやすい[9]。日本人では不足しがちな栄養素だが，消化不良や腹部膨満感の原因となるため，運動前日の食事では摂り過ぎに注意する。

表4	主な炭水化物の分類		
分類（重合度）		**構成物質**	**消化性**
糖質	単糖類（1）	ブドウ糖，果糖，ガラクトースなど	易
	二糖類（2）	ショ糖，乳糖，麦芽糖など	易
	オリゴ糖（3〜9）	フラクトオリゴ糖，マルトオリゴ糖など	易・難
	多糖類（10<）	デキストリン，デンプン，グリコーゲンなど	易
	糖アルコール	エリスリトール，キシリトール，マルチトール，ソルビトールなど	難
食物繊維	水溶性食物繊維	ペクチン，アルギン酸，難消化性デキストリン，β-グルカン，フルクタン，グアーガム，キサンタンガム，グルコマンナンなど	
	不溶性食物繊維	セルロース，ヘミセルロース，リグニン，キチン，キトサンなど	

表 5		ビタミン・ミネラルの働きと 1 日の摂取量			
ビタミン・ミネラル		働き	成人男性 (30〜49 歳)	成人女性 (30〜49 歳)	欠乏症
脂溶性ビタミン	ビタミン A	視覚や皮膚の健康に関与	900 μg (推奨量)	700 μg (推奨量)	角膜乾燥症や夜盲症などの眼病や成長阻害など
	ビタミン D	骨や歯の形成に必要なカルシウムやリンの吸収を促進	8.5 μg (目安量)	8.5 μg (目安量)	骨軟化症やくる病など
	ビタミン E	細胞膜を酸化から守り，血液循環や免疫機能を改善	6.0 mg (目安量)	5.5 mg (目安量)	神経や筋障害，網膜障害など
	ビタミン K	血液凝固や骨形成に関与	150 μg (目安量)	150 μg (目安量)	出血傾向や骨粗しょう症など
水溶性ビタミン	ビタミン B₁	糖質の代謝や神経伝達に関与	1.4 mg (推奨量)	1.1 mg (推奨量)	脚気や神経障害など
	ビタミン B₂	脂質やたんぱく質の代謝に関与	1.6 mg (推奨量)	1.2 mg (推奨量)	口角炎や皮膚炎など
	ナイアシン	エネルギー産生や DNA 修復に関与	15 mgNE (推奨量)	12 mgNE (推奨量)	皮膚炎，下痢，認知障害などを引き起こすペラグラ
	ビタミン B₆	アミノ酸の代謝や神経伝達物質の合成に関与	1.4 mg (推奨量)	1.1 mg (推奨量)	貧血や皮膚炎，神経障害など
	ビタミン B₁₂	血液細胞の形成や神経機能の維持に必要	2.4 μg (推奨量)	2.4 μg (推奨量)	貧血，舌炎，下痢，抑うつ，錯乱など
	葉酸	DNA や RNA の合成に必要	240 μg (推奨量)	240 μg (推奨量)	巨赤芽球性貧血，舌炎，下痢，抑うつ，錯乱など
	パントテン酸	脂肪酸やアミノ酸などの代謝に関与するコエンザイム A の構成要素	5 mg (目安量)	5 mg (目安量)	疲労感，食欲不振，皮膚炎など
	ビオチン	糖質や脂質，たんぱく質の代謝に必要な酵素の補酵素	50 μg (目安量)	50 μg (目安量)	皮膚炎，神経障害，発育不良など
	ビタミン C	コラーゲンの合成や鉄の吸収に必要	100 mg (推奨量)	100 mg (推奨量)	壊血病，出血傾向，貧血，免疫力低下など
多量ミネラル	ナトリウム (食塩相当量)	細胞内外液のバランスや神経伝達に関与	(< 7.5 g) (目標量)	(< 6.5 g) (目標量)	疲労感，食欲不振，筋肉のけいれんなど
	カリウム	細胞内外液のバランスや神経伝達に関与	2,500 mg (目安量)	2,000 mg (目安量)	筋力低下や不整脈など
	カルシウム	骨や歯の形成や筋肉の収縮に必要	750 mg (推奨量)	650 mg (推奨量)	骨粗しょう症，骨軟化症，くる病，肩こり，腰痛など
	マグネシウム	筋肉や神経の働きやエネルギー代謝に関与	370 mg (推奨量)	290 mg (推奨量)	筋肉のけいれんや不整脈など
	リン	骨や歯の形成やエネルギー代謝に関与	1,000 mg (目安量)	800 mg (目安量)	骨粗しょう症や筋力低下など
微量ミネラル	鉄	血液中のヘモグロビンや筋肉中のミオグロビンの構成要素	7.5 mg (推奨量)	10.5 mg (推奨量)	貧血や倦怠感など
	亜鉛	細胞分裂や免疫機能，味覚などに関与	11 mg (推奨量)	8 mg (推奨量)	発育不良や貧血，皮膚炎，味覚障害など
	銅	酸化還元反応やコラーゲン合成に関与	0.9 mg (推奨量)	0.7 mg (推奨量)	貧血や骨形成障害など
	マンガン	酸化還元反応や骨形成に関与	4.0 mg (目安量)	3.5 mg (目安量)	骨粗しょう症や皮膚炎など
	ヨウ素	甲状腺ホルモンの構成要素	130 μg (推奨量)	130 μg (推奨量)	甲状腺機能低下や甲状腺腫瘍など
	セレン	抗酸化作用や甲状腺ホルモンの合成に関与	30 μg (推奨量)	25 μg (推奨量)	心筋障害や甲状腺機能低下など
	クロム	糖質代謝やインスリン作用に関与	10 μg (目安量)	10 μg (目安量)	糖尿病や高血圧など
	モリブデン	補酵素として機能	30 μg (推奨量)	25 μg (推奨量)	高尿酸血症や高尿酸尿症など

推奨量：ほとんどの人が必要量を満たす量，目安量：ある一定の栄養状態を維持するのに十分な量，目標量：生活習慣病の発症予防を目的として算定された量。

表6		体内水分の出納		
摂取量			**排泄量**	
食物	1,000 mL	尿		1,300 mL
飲水	1,200 mL	大便		200 mL
代謝水	300 mL	不感蒸泄		1,000 mL
合　計	2,500 mL	**合　計**		2,500 mL

表7	脱水の種類と状態			
脱水の種類	**損失**	**原因**	**対処方法**	
高張性脱水	ナトリウム＜水分	たくさん汗をかく	水分補給	
等張性脱水	ナトリウム≒水分	下痢，嘔吐など	水分＋電解質補給	
低張性脱水	ナトリウム＞水分	大量に電解質のない水分を飲む	電解質補給	

3-5. ビタミン

　ビタミンには水溶性と脂溶性がある（表5）。水溶性のビタミンには，ビタミンB群（B_1, B_2, B_6, B_{12}, ナイアシン，パントテン酸，葉酸，ビオチン）とビタミンCがあり，体内のさまざまな代謝に必要な酵素の働きを補っている。水溶性であることから尿中に排泄されやすく過剰症は起きにくい。そのため毎日摂取することが必要である。脂溶性のビタミンは，ビタミンA, D, E, Kの4種類あり，視力や骨・歯の形成，抗酸化作用などに関与している。

3-6. ミネラル

　無機質とも呼ばれ，多くの代謝や組織の構造や酵素，神経制御の調節因子として機能している（表5）。1日に100 mg以上必要なものを多量ミネラルと呼び，カルシウム，リン，ナトリウム，カリウム，マグネシウムがある。骨や歯の形成，神経や筋肉の働き，水分や電解質のバランスなどに関与している。一方，微量ミネラルには，鉄，亜鉛，銅，マンガン，セレン，クロム，モリブデンなどがあり，血液の生成や免疫力の維持，抗酸化作用や代謝の促進などに関与している。

3-7. 水分補給

　私たちの体重の約50〜60％は水が占めている。年齢とともに減少し，男性より女性は少ない傾向がある。通常，摂取量が変動しても1日の変動率は体重の1％以下に水分出納バランスが保たれている（表6）。

　体水分が1％失われると喉の渇きを感じ，2％失うとめまい，不快感や食欲不振，筋運動能力の低下が起こる。さらに10〜12％の損失で筋けいれん，失神，20％の損失で生命の危機に瀕する[10]。脱水症には，高張性脱水，等張性脱水，低張性脱水がある（表7）。同じ脱水症でも原因が違うことから対処方法は異なる。特に運動時は電解質（ナトリウム）の喪失増加や水分の過剰摂取による運動関連低ナトリウム血症が起こりやすい[11]。そのため水分だけではなく，ナトリ

表8	カーボ・ローディングの種類	
古典法	試合の 6 日前から低糖質食＋高強度のトレーニングで体内のグリコーゲンを枯渇させ，試合の 3 日前から高糖質食に切り替え，リバウンドを利用して体内のグリコーゲンを増やす。	
改良法	低糖質食期間は設けず，試合 3 日前から高糖質食を摂取する。	

ウムなど電解質の摂取にも配慮する。

4. 運動と栄養

4-1. グライセミック・インデックス (glycemic index : GI) [12]

　糖質は血糖を上昇させる。1 度に多量の糖質を摂取すると食後高血糖を招き，将来的に糖尿病や心血管系疾患発症リスクが高まる。食後血糖の質的指標として GI がある。これは食品中に含まれる可消化性炭水化物 50 g を摂取した 2 時間後までの血糖曲線下面積をブトウ糖のときを 100 とした相対値で表したもので，高 GI・中 GI・低 GI の 3 段階に分類される。食後血糖の有効な指標となることから，糖尿病や心血管系疾患などの食事療法に役立つ。

4-2. 運動誘発性低血糖

　運動開始 30 ～ 45 分前に多量の糖質を摂取すると，運動開始時には高血糖状態となる。このタイミングで運動を開始すると血中インスリン濃度の上昇が加わり，いわゆる低血糖状態に陥る。低血糖状態では，頭痛，吐き気，めまいなどが現れパフォーマンスが低下する。その対策として，運動開始 60 ～ 90 分前には糖質の摂取を終わらせたり，低 GI 食品を用いて血糖上昇を緩やかにするとよい。

4-3. インスリン感受性を高める

　レジスタンス運動や有酸素運動はインスリン感受性を高め，高血糖を改善する。この作用は運動開始後 24 ～ 48 時間程度持続する [13] ことから継続的に運動することが望ましい。

4-4. カーボ・ローディング

　運動のエネルギー源となる糖質をグリコーゲンとして筋肉や肝臓に蓄えるための食事法にカーボ・ローディングがある。特に持久系スポーツのパフォーマンス向上や疲労を遅らせることが期待できる。カーボ・ローディングにはいくつかの手法がある（表8）。

　なおグリコーゲンとしての筋肉や肝臓への貯蔵量には個人差がある。一般的には肝臓では約 300 ～ 400 kcal 程度貯蔵できるものの絶食後 36 ～ 48 時間以内に枯渇する [14]。筋肉でのグリコーゲン貯蔵量は体内グリコーゲンの 8 割強を占めるが，運動によりエネルギーとして消費されるため，運動後の補給が必要である。貯蔵にかかる時間は，摂取する糖質の種類や量，運動後の時間

表9	国際スポーツ栄養学会(ISSN) のたんぱく質摂取に関するポジションステートメント(文献 15 より要約)

(1) レジスタンストレーニングとたんぱく質の摂取は筋たんぱく質合成（muscle protein synthesis : MPS）を刺激し，相乗効果を発揮する。

(2) 筋肉の増強・維持には，1.4 〜 2.0 g / kg 体重 / 日のたんぱく質摂取が必要である。

(3) 3.0 g / kg 体重 / 日以上のたんぱく質摂取は，レジスタンストレーニング実践者の体脂肪減少を促進する。

(4) カロリー制限中のレジスタンストレーニング実践者の除脂肪体重を最大限に維持するには，2.3 〜 3.1 g / kg 体重 / 日のたんぱく質摂取が必要かもしれない。

(5) MPSを最大化するための1食あたりの最適なたんぱく質摂取量は0.25 g / kg体重または20〜40 gである。

(6) 急性期のたんぱく質摂取は，必須アミノ酸のバランスに加えて，ロイシン高含有量（または 700 〜 3,000 mg）のものを検討する。

(7) 理想的にはたんぱく質は 1 日のうち 3 〜 4 時間ごとに均等に摂取する。

(8) たんぱく質の摂取は，運動前または運動後でも効果が得られる。

(9) プロテイン製剤は，摂取カロリーを抑えつつ，十分なたんぱく質の質と量を確保する実用的な方法である。

(10) 必須アミノ酸とロイシンを含む消化の早いたんぱく質は，MPS を刺激する。

(11) たんぱく質の種類や質が異なると，補給後のアミノ酸のバイオアベイラビリティ（bioavailability : 生体への利用効率）に影響を与える。

(12) アスリートは，必須アミノ酸を含む全食品をたんぱく質源として考える。

(13) 持久系アスリートは，適切な炭水化物摂取を考えるべき。あわせて，たんぱく質は筋損傷の回復を促す。

(14) 睡眠前のカゼインたんぱく質の摂取は，脂肪分解に影響を与えず，夜間の MPS と代謝率を増加させる。

帯などによって異なるが，運動後 24 時間以内の摂取が効率的である。

4-5. たんぱく質の摂取タイミング

たんぱく質の摂取タイミングについて多くの議論がされている。運動後に訪れる "アナボリックウィンドウ" 中の栄養補給の有効性についてもまだ明確な結論が出ていない。2017 年, 国際スポーツ栄養学会（International Society of Sports Nutrition : ISSN）より運動する健常者におけるたんぱく質摂取に関連するポジションステートメントが発表された [15]。表 9 にその要約を示した。

【引用文献】

1) van Loon LJC, Greenhaff PL, Constantin-Teodosiu D, et al.: The effects of increasing exercise intensity on muscle fuel utilisation in humans. J Physiol, 536: 295-304, 2001.

2) Gastin PB: Energy system interaction and relative contribution during maximal exercise. Sports Med, 31(10): 725-741, 2001.

3) Harris JA, Benedict FG: A biometric study of human basal metabolism. Proc Natl Acad Sci USA, 4(12): 370-373, 1918.

4) Ganpule AA, Tanaka S, Ishikawa-Takata K, et al.: Interindividual variability in sleeping metabolic rate in Japanese subjects. Eur J Clin Nutr, 61(11): 1256-1261, 2007.

5) 小清水孝子，柳沢香絵，横田由香里：「スポーツ選手の栄養調査・サポート基準値策定及び評価に関するプロジェクト」報告．栄養学雑誌，64(3): 205-208, 2006.

6) 厚生労働省：健康づくりのための身体活動基準 2013. 2013.
https://www.mhlw.go.jp/stf/houdou/2r9852000002xple-att/2r9852000002xppb.pdf（2023 年 11 月 27 日アクセス）

7) Venkatraman JT, Leddy J, Pendergast D: Dietary fats and immune status in athletes: clinical implications. Med Sci Sports Exerc, 32 : S389-S395, 2000.

8) Bendsen NT, Christensen R, Bartels EM, et al.: Consumption of industrial and ruminant trans fatty acids and risk of coronary heart disease: a systematic review and meta-analysis of cohort studies. Eur J Clin Nutr, 65: 773-783, 2011.

9) Reynolds A, Mann J, Cummings J, et al.: Carbohydrate quality and human health: a series of systematic reviews and meta-analyses. Lancet, 393: 434-445, 2019.

10) Adolph EF and Associates: Physiology of Man in the Desert. Hafner Pub Co, New York, p.191, 1947.

11) Knechtle B, Chlíbková D, Papadopoulou S, et al.: Exercise-associated hyponatremia in endurance and ultra-endurance performance–aspects of sex, race location, ambient temperature, sports discipline, and length of performance: a narrative review. Medicina (Kaunas), 55(9): 537, 2019.

12) Jenkins DJA, Kendall CWC, Augustin LSA, et al.: Glycemic index: overview of implications in health and disease. Am J Clin Nutr, 76(1): 266S-273S, 2002.

13) American Diabetes Association: 4. Lifestyle management: standard of medical care in diabetes-2018. Diabetes Care, 41: S38-S50, 2018.

14) Wahren J, Ekberg K: Splanchnic regulation of glucose production. Annu Rev Nutr, 27: 329-345, 2007.

15) Jäger R, Kerksick CM, Campbell BI, et al.: International society of sports nutrition position stand: protein and exercise. J Int Soc Sports Nutr, 20; 14: 20, 2017.

第8章

メディカルフィットネスに必要な薬の知識
ー薬によるふらつきや転倒を防止するためにー

成井 繁

めまいやふらつき，転倒の原因として，筋力の低下や，体幹バランスの脆弱性があげられるが，服用する薬剤によって引き起こされることがある。睡眠剤・抗不安剤（ベンゾジアゼピン系薬剤），抗精神病剤，筋弛緩剤，高血圧治療剤，血糖降下剤は，多くの患者で処方されており，これらの薬剤の有害事象として，めまいやふらつきが引き起こされ，転倒のリスクが高くなる。服用している薬剤を知ることで，どのように対応するか，医師や薬剤師と連携して，めまいやふらつき，転倒を防止する対応が重要である。

1. めまいやふらつきを起こす薬剤とは

　表1に，薬の有害事象としてめまいやふらつきが引き起こされる主な薬剤を抜粋して示した。馴染みが多いのは，風邪や花粉症に伴う鼻漏（鼻水）の時に服用する抗ヒスタミン剤があげられる。また，肩こりをはじめ，筋肉の強張りの治療のために，整形外科から処方されることが多い筋弛緩剤，神経痛や帯状疱疹の痛みの治療として処方される疼痛治療剤，不眠症状・緊張や不安の症状の改善に処方される催眠鎮静剤・抗不安剤（ベンゾジアゼピン系薬剤），過活動膀胱（尿もれ）の治療剤，統合失調症の治療や高齢者のせん妄，認知症の周辺症状に処方される抗精神病剤，一部のパーキンソン病治療剤（ビペリデン等），うつ状態を改善する抗うつ剤（三環系，四環系抗うつ剤）等があげられる。

　めまいやふらつきが発生する機序は，多くの薬剤に共通しており，アセチルコリンに対する拮抗作用（抗コリン作用）が起因となる。アセチルコリンは重要な神経伝達物質のひとつであり，筋肉の収縮，消化管の蠕動運動の亢進，発汗，脈を落ち着かせる，縮瞳，唾液分泌の促進，膀胱筋運動の促進など，さまざまな作用を有する。抗コリン作用のある薬剤は，アセチルコリンの過剰な作用を軽減する目的の薬剤であるが，効果と裏腹にアセチルコリンの作用を過度に抑制してしまうと，筋弛緩作用によるふらつき，唾液分泌の抑制に伴う口渇，消化管運動機能の停滞に伴う胃のもたれや便秘，眼圧上昇や，排尿困難が発生する。

　抗コリン作用のある薬剤は，高齢者に処方される頻度が高く，一度に複数の薬剤が処方されて

| 表1 | めまい，ふらつきの有害事象が起こりやすい薬剤（抜粋） |

分類	治療目的	ふらつきの作用	代表的な市販薬	薬剤名（一般名）
抗ヒスタミン剤	鼻水，鼻炎の改善	抗コリン作用	クロルフェニラミンマレイン酸塩，オロパタジン等	パブロンゴールド等
H₂受容体拮抗剤	胃炎，胃痛の改善	抗コリン作用	ファモチジン等	ガスター10等
筋弛緩剤	肩こり，筋肉の強張り等の改善	抗コリン作用	エペリゾン，チザニジン等	なし
抗精神病剤	統合失調症，せん妄の改善	抗コリン作用，α遮断作用	クロルプロマジン，クエチアピン等	なし
抗うつ剤（三環系抗うつ剤，四環系抗うつ剤）	うつ病の改善	抗コリン作用	アミトリプチン，クロミプラミン，マプロチリン等	なし
抗パーキンソン病治療剤	手足の震えの改善	抗コリン作用	ビペリデン，トリヘキシフェニジル等	なし
過活動膀胱治療剤	尿もれ，尿失禁の改善	抗コリン作用	イミダフェナシン，プロピベリン等	なし
疼痛治療剤（非ステロイド性鎮痛剤を除く）	神経障害性疼痛の改善	興奮性神経抑制作用	プレガバリン，ミロガバリン等	なし
ベンゾジアゼピン系催眠鎮静剤・抗不安剤	不眠，不安の改善	GABA機能の増強	エチゾラム，トリアゾラム等	なし
抗てんかん剤	震えの抑制	興奮性神経抑制作用	バルプロ酸ナトリウム，カルバマゼピン等	なし
認知症改善剤（メマンチン）	認知機能低下抑制	興奮性神経抑制作用	メマンチン	なし
前立腺肥大症治療剤	前立腺肥大に伴う排尿困難の改善	血管拡張作用	タムスロシン，ナフトピジル等	なし
降圧剤	高血圧治療	過度な血管拡張作用	アムロジピン，ドキサゾジン，ビソプロロール等	なし
血糖降下剤	糖尿病治療	低血糖	レパグリニド，ミチグリニド，グリメピリド等	なし

（文献1および各製品添付文書，インタビューフォームより作成）

いることが多い[1]。看護や介護の現場で，いつもよりもふらつきがある，足取りに不安を感じる，水をよく飲むなど，変化がみられた場合は，医師や薬剤師に対応を聞くことが望ましい。

　糖尿病治療剤や高血圧治療剤は，過度な効果によって，低血糖症状，低血圧症状に伴うめまいやふらつきが出現することがある。低血糖症状の場合は，グルコースやショ糖による糖分補給を速やかにおこなえば，回復が見込まれる。血圧測定によって過度な血圧低下がみられる場合は，医師や薬剤師へ相談をすることが望ましい。

2.「お薬手帳」の確認

　メディカルフィットネスを展開するにあたり，患者が有している疾患や，服用薬剤の確認が必要になる。最も確認しやすい情報ツールは，「お薬手帳」である。服用している薬剤が時系列で記載されているので，どれくらいの数の薬剤を服用しているのか，いつからなのかを確認しやすくなっている。複数の医療機関に通院している患者によっては，通院する医療機関ごとに「お薬手帳」を分けて，複数の「お薬手帳」を持っている場合がある。このような場合は，同じ作用の薬

剤が複数の医療機関で処方されている（重複処方）ことがあるので，薬剤を用法用量以上に過剰服用していることもあり，めまいやふらつきの有害事象が発生する頻度が高くなる。患者に，最も利用している薬局，あるいは親しい薬剤師がいる薬局を聞いて，複数の医療機関にかかっても，ひとつの薬局で調剤を受けることを勧める（かかりつけ薬局・薬剤師）。

3. 高齢者の服用薬剤の数

高齢者は，加齢とともに身体機能の低下による疾患が増加し，生活の質（QoL）の低下を防ぐために服用する薬の数は多くなる。さらに，生活習慣によって発症する高血圧や糖尿病，脂質異常症など，複数の疾患が併存していることがある。5種類以上を服薬している高齢者は，65歳以上で28%，75歳以上で41.1%にも上る[1]。

表2に，高血圧，糖尿病，緊張性頭痛，前立腺肥大症，不安症，不眠症を抱えていると仮定した70歳台男性の服用している薬剤のリストを示した。それぞれの疾患に対して治療薬が必要であり，服薬数は7剤になる。この場合，すべての薬剤にめまいやふらつき，転倒のリスクを高める作用があり，おのずと有害事象も発生しやすくなる。薬剤によってはめまいやふらつき，転倒だけでなく，認知機能障害，せん妄，意欲低下，食欲低下，便秘や排尿困難を引き起こす有害事象もあるため，これらが運動意欲の低下につながる可能性にも配慮しなければならない。服用中の薬剤数，薬剤作用を認識し，めまいやふらつきを引き起こすのか，転倒リスクはあるのかなど，「お薬手帳」で確認することが重要である。

4. 服用薬剤の見直し ーベンゾジアゼピン系薬剤の適正化ー

不眠症治療薬として，また不安や緊張を緩和する薬剤として，ベンゾジアゼピン系薬剤がある。ベンゾジアゼピン系薬剤は，脳内のベンゾジアゼピン結合部位に結合すると，$GABA_A$受容体に作用し，GABA（γ−アミノ酪酸）の神経伝達が増強され，神経細胞の興奮が抑制される。その結果，眠れない症状を改善する作用（催眠鎮静作用）や，不安，緊張，イライラ感を緩和する作用（抗不安作用，筋弛緩作用）を有する[2]。ベンゾジアゼピン系薬剤が結合する部位は，ω−1受

表2	高齢者（70歳台男性）の処方例（仮想症例）			
仮定した疾患名：高血圧，糖尿病，緊張性頭痛，前立腺肥大症，不安症，不眠症				
処方1	アムロジピン錠5 mg	1錠1日1回	朝食後	→ 高血圧治療剤（過度の降圧作用によるふらつき）
	タムスロシンOD錠0.2 mg	1錠1日1回	朝食後	→ 前立腺肥大症治療剤（血管拡張作用によるふらつき）
処方2	レパグリニド錠0.25 mg	3錠1日3回	毎食直前	→ 糖尿病治療剤（低血糖によるふらつき）
処方3	メトホルミン錠250 mg	3錠1日3回	毎食後	→ 糖尿病治療剤（低血糖によるふらつき）
処方4	エペリゾン錠50 mg	2錠1日2回	朝夕食後	→ 筋弛緩剤（抗コリン作用によるふらつき）
	エチゾラム錠0.5 mg	2錠1日2回	朝夕食後	→ 抗不安剤（GABA亢進によるふらつき）
処方5	ブロチゾラム錠0.25 mg	1錠1日1回	就寝前	→ 催眠鎮静剤（眠気の持ち越しに伴うふらつき）

容体（催眠作用，抗けいれん作用）とω−2受容体（抗不安作用，筋弛緩作用）があり，主にω−1受容体に作用する薬剤には不眠症治療剤（トリアゾラム，ブロチゾラム等）が，主にω−2受容体に作用する薬剤には抗不安剤（エチゾラム，クロチアゼパム，ロラゼパム等）がある。

　ベンゾジアゼピン系催眠鎮静剤（不眠症治療剤）は，血中半減期や作用時間によって，超短時間作用型，短時間作用型，中時間作用型，長時間作用型に分けられる（表3）。

　ベンゾジアゼピン系骨格を持たない非ベンゾジアゼピン系薬剤（ゾルピデム，ゾピクロン，エスゾピクロン）もある。これらの薬剤は，ふらつきや転倒がベンゾジアゼピン系薬剤よりも少ないとされているが，転倒・骨折の報告はある[4]。ベンゾジアゼピン系抗不安剤についても，血中半減期によって，短時間作用型，中時間作用型，長時間作用型，超長時間作用型に分けられるが，抗不安作用，筋弛緩作用については，それぞれの薬剤に特徴がある（表4）。抗不安剤でも，催眠作用を有する薬剤もあり「不眠時」として処方されるケースもある。ベンゾジアゼピン系薬剤の

表3　ベンゾジアゼピン系催眠鎮静剤（＊：非ベンゾジアゼピン系）一覧

作用時間	一般名	臨床用量（mg）	消失半減期（時間）
超短時間作用型（入眠困難）	ゾルピデム＊	5〜10	2
	トリアゾラム	0.125〜0.5	2〜4
	ゾピクロン＊	7.5〜10	4
	エスゾピクロン＊	1〜3	5
短時間作用型（入眠困難，中途覚醒）	ブロチゾラム	0.25	7
	リルマザホン	1〜2	10
	ロルメタゼパム	1〜2	10
中時間作用型（中途覚醒，早朝覚醒）	フルニトラゼパム	1〜2	24
	エスタゾラム	1〜4	24
	ニトラゼパム	2〜10	28
長時間作用型（中途覚醒，早朝覚醒）	クアゼパム	15〜30	36
	フルラゼパム	10〜30	65
	ハロキサゾラム	10〜30	85

（文献3および各製品添付文書，インタビューフォームより作成）

表4　ベンゾジアゼピン系抗不安剤（＊：チエノジアゼピン系）抜粋

作用時間	一般名	抗不安	催眠	筋弛緩	抗痙攣	消失半減期（時間）
短時間作用型	トフィソパム	弱	弱	弱	−	0.78
	クロチアゼパム	弱	弱	弱		6.29
	エチゾラム＊	強	強	中	−	6
	フルタゾラム	中	弱	−	−	3.5
中時間作用型	ブロマゼパム	強	強	強	強	8〜19
	ロラゼパム	強	中	弱	中	12
	アルプラゾラム	強	中	弱	弱	14
長時間作用型	ジアゼパム	中	中	中	中	27〜28
	クロキサゾラム	中	中	弱	−	11〜21
	メキサゾラム	中	中	中	中	60〜150
	メタゼパム	中	中	中	弱	40〜50
	クロルジアゼポキシド	弱	弱	弱	弱	6.6〜28
超長時間作用型	ロフラゼブ酸エチル	強	強	弱	中	122

（文献5および各製品添付文書，インタビューフォームより作成）

高齢者への処方率は，65 歳以上で 53%，75 歳以上で 33%という報告がある [6]。処方が適切でない場合，起床後にも薬効が残り，眠気の持ち越し，日中の倦怠感や傾眠傾向が出現しやすい。

「高齢者の安全な薬物療法ガイドライン 2015」[7] において，「高齢者に対するベンゾジアゼピン系薬剤の使用は，認知機能低下，転倒・骨折，日中の倦怠感などのリスクがあるので，可能な限り使用は控える（エビデンスの質：高，推奨度：強）」と示されている。また，非ベンゾジアゼピン系睡眠剤にも，「転倒・骨折のリスクが報告されており，慎重に使用する（エビデンスの質：中，推奨度：強）」と記載されている [7]。

ベンゾジアゼピン系・非ベンゾジアゼピン系以外で，睡眠剤として，入眠困難の改善，昼夜逆転傾向にある生活の改善に，メラトニン受容体作動薬（ラメルテオン）がある。また，中途覚醒の改善には，オレキシン受容体拮抗薬（スボレキサント，レンボレキサント）がある。これらの薬剤は，転倒への影響がないとの症例対照研究の報告があり [8]，今後，高齢者の睡眠剤として主流になる可能性がある。

5. 年齢と睡眠時間の関係

　理想的な睡眠時間について，年齢や体質，性別によって個体差が大きく，明確な基準はない [9]。図1 に健常人の加齢に伴う睡眠時間の変化について，終夜睡眠ポリグラフ検査によって調査したメタ解析のデータを示す。加齢とともに睡眠時間は短くなるので，高齢者には睡眠時間にこだわらないような患者教育が重要になる。

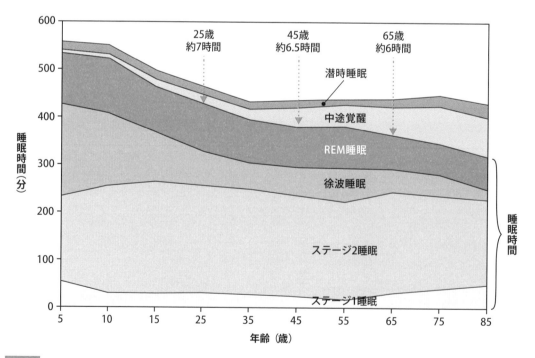

図1　健常人の加齢に伴う睡眠時間の変化（文献 10 より引用）

おわりに

　クスリは，逆から読むとリスクになる。クスリには有害事象というリスクがつきものであるが，ベネフィット（利益）をも考慮しなければならない。リスクを恐れて薬剤を中断すると，疾患により生活の質（QoL）が低下することに留意しなければならない。めまいやふらつき，転倒，運動意欲の低下につながる薬剤が，メディカルフィットネスを継続するうえで妨げになるならば，医師や薬剤師に薬剤の見直しについて相談することを勧める。

【引用文献】

1) 厚生労働省第 10 回高齢者医薬品適正使用検討会：高齢者の療養環境別の多剤服用の実態調査．2019.
　 https://www.mhlw.go.jp/content/11121000/000504090.pdf（2023 年 10 月 5 日アクセス）
2) 野田幸裕，吉見　陽：第 3 章　向精神薬の基礎薬理　4 抗不安薬．In: 精神科薬物療法マニュアル，日本病院薬剤師会精神科専門薬剤師部門試験委員会 編，南山堂，東京，pp. 129-132, 2018.
3) 石動郁子：第 4 章　精神疾患治療薬の臨床薬理　5　睡眠薬．In: 精神科薬物療法マニュアル，日本病院薬剤師会精神科専門薬剤師部門試験委員会 編，南山堂，東京，pp. 208-214, 2018.
4) 佐藤雄己，龍田涼佑，中原良介，ほか：不眠症治療薬の種類および服用量と転倒率の関係性．診療と新薬，56: 576-581, 2019.
5) 梅田賢太：第 4 章　精神疾患治療薬の臨床薬理　4　抗不安薬．In: 精神科薬物療法マニュアル，日本病院薬剤師会精神科専門薬剤師部門試験委員会 編，南山堂，東京，pp. 197-207, 2018.
6) 朝日新聞デジタル：高齢者にリスク高い薬，80 代処方ピーク　睡眠・抗不安．2019.
　 https://www.asahi.com/articles/ASMCW5R1LMCWULZU00R.html（2023 年 4 月 16 日アクセス）
7) 日本老年医学会 編：高齢者の安全な薬物療法ガイドライン 2015．メジカルビュー社，東京，pp. 44-46, 2015.
8) 石郷友之，髙田　遼，近藤　蕗，ほか：ラメルテオン・スボレキサントを含めた睡眠薬の服用と転倒への影響：症例対照研究．YAKUGAKU ZASSHI, 140: 1041-1049, 2020.
9) 内山　真 編：睡眠障害の対応と治療ガイドライン，第 3 版．じほう，東京，pp.47-48, 2022.
10) Ohayon MM, Carskadon MA, Guilleminault C, et al.: Meta-analysis of quantitative sleep parameters from childhood to old age in healthy individuals: developing normative sleep values across the human lifespan. Sleep, 27: 1255-1273, 2004.

第9章
医療法42条施設と生活習慣病管理料

鳥居 和久

WHOは，不健康な食習慣や運動不足，喫煙，過度な飲酒などを原因として起きる身体的異変，換言すれば「生活習慣の改善によって予防可能な非感染性疾患」をまとめて生活習慣病と定義している。この定義によれば，重篤でなければ，医師等の指導による生活習慣の改善がクスリより先行すると言えよう。しかし，わが国における特定健康診査（通称，メタボ健診）は特定保健指導をおこなうための数値目標であって，診査ありきではなかったはずなのに，多くの現場では特定保健指導が不十分となり，この仕組みは失敗に終わったとみなされている。

「特定健康診査と特定保健指導」は保険者が被保険者に対して，その一方で「生活習慣病管理」は200床未満の病院と診療所が患者に対して施すものなので，法的に両者は全く異なるものである。なお，生活習慣病管理が適切な食事と運動の実践により，未病あるいは重篤になる前に健康体の保持に向けて個々人が舵取りできるように専門家が導くという意味では，特定保健指導と方向性は同様と言える。

医療法42条施設と生活習慣病管理料はペアの関係にあるが，令和4年（2022年）度の医療費改定で生活習慣病管理料の保険点数が一気に減額されてしまった。42条施設は全国的に赤字財政のところが多い中，このような制度改革は42条施設にとってさらに負担が増すこととなり，生活習慣病管理の導入が伸び悩むだろう。

1. 医療法42条施設（疾病予防運動施設）について

医療法人は，原則として本来業務（病院，診療所の運営）以外の業務を禁じられているが，医療法42条によって，病院・診療所の附帯業務として運営が認められている。つまり，医療法42条で，医療法人が付帯業務として「疾病予防のために有酸素運動の習慣化へ導く施設」であるメディカルフィットネス施設を開業・運営することができるとされている。この医療法42条施設は，「疾病予防運動施設」とも呼ばれるもので，医療の監視下において運動をおこなう者を対象として，または疾病予防の必要性の高い者を対象として運動指導をおこなうことと規定されている。

　医療法42条施設は，他のメディカルフィットネス施設と同様に，①厚生労働大臣認定「健康増進施設」注1)，②厚生労働省指定「指定運動療法施設」注2) の認定・指定を取得することも可能である（医療法42条施設が医療法に定められた施設で，①と②は厚生労働省令によって定められた施設である）。

　健康増進施設や指定運動療法施設と要件が似ているが，医療法42条施設は医療法に基づいた施設であり，実際のところ別のものと言える。医療法42条施設としてのメディカルフィットネスは，医療法42条のもと，施設の職員，施設および運営方法にも様々な基準が設けられているので，医療機関との連携や専門知識のある有資格者による指導がおこなわれ，運動の苦手な人や体調に不安のある人にも安心・安全・効果的なサービスを提供できるとみなされている。

2. 生活習慣病管理料の背景と現状

　生活習慣病管理（料）の背景として「栄養改善法」の廃止，そして「健康増進法」の施行がある。健康増進法の総則では，「全国民は生涯にわたり健康状態を自覚するとともに健康の増進に努める義務を負う」と記されている。生活習慣病管理料の制定は，この法律の精神に則ったものでもある。

　従来より，健康のための3原則として，「栄養・運動・休養」があげられている。それは，「適切な食事・適度な運動・ストレス対策」と変わってきているが，脂質代謝異常（高脂血症）・高血圧（高血圧症）・糖代謝異常（糖尿病）に対する生活習慣病管理においても，「適切な食事・適度な運動・ストレス対策」の指導が求められている。つまり，医師・保健師・管理栄養士・健康運動指導士等が生活者（患者）に対して適切な面談と，その人に合った指導によって生活習慣病に対応することが生活習慣病管理料の目的とされるところである。

　生活習慣病管理は運動指導と食事指導が中心となっており（従来の栄養指導でないことに注目），その中心として医師が医学的診断をおこない，医師の指示のもと安心で効果的なプログラムを保健師・管理栄養士・健康運動指導士等が提供・指導することになっている。このように，医療法42条施設と生活習慣病管理の関連は深いが，生活習慣病管理料の徴収には医療法42条施設の設置は必要条件と定められていない。

　生活習慣病管理料は，200床未満の病院と診療所に認められている包括的な（「マルメ」という表現がなされている）点数設定で，高血圧症，高脂血症，糖尿病を主病とする通院の患者への適用に限られている。2022年の改定以前は点数が高く，運動や食事指導のシステムが機能している200床未満の病院や診療所では活用しやすかったはずだが，導入率は低かった。

　ではなぜ，「生活習慣の改善により予防可能な非感染性疾患」である生活習慣病の通院患者に対して生活習慣病管理という指導が，あまり導入されなかったのかについて考えてみよう。例えば，適切な食事と適切（適度）な運動の指導の，「適切」や「適度」とは具体的に何を指してい

注1) **健康増進施設**：健診機関や医療機関等が設置主体となって事業者の委託を受け，健康保持増進のための指針に従い，労働者に対する運動・栄養・メンタル面等の指導を継続的におこなう認定施設である。

注2) **指定運動療法施設**：生活習慣病に罹患した者が医学的処置および疾病予防様態の安定している場合に，医療機関との連携のもとに運動指導を受ける（提供する）施設で，この施設の利用料は所得税法第73条に規定される医療費控除の対象となる。

るのかわかりにくい。医療現場に限らず,「しばらく」「とりあえず」といった表現がなされているが,これも曖昧な言葉なので発信者と受け取り側では日常生活の中で確かな行動変容が起きにくい。より明確な数的表現が必要ではないか。

　ムンテラ,すなわち,相手側の目線にあった言葉で伝え,かつ,行動変容に導けることが生活習慣病管理の肝である。そういったスタッフの育成・確保が第一の課題であろう。第二の課題は,患者側からすると（保険診療上）安価でない自己負担額である。費用に納得できるだけの指導や成果を与えることが必須であるため,病院・診療所にとっては費用効率の問題をクリアしなければならない。

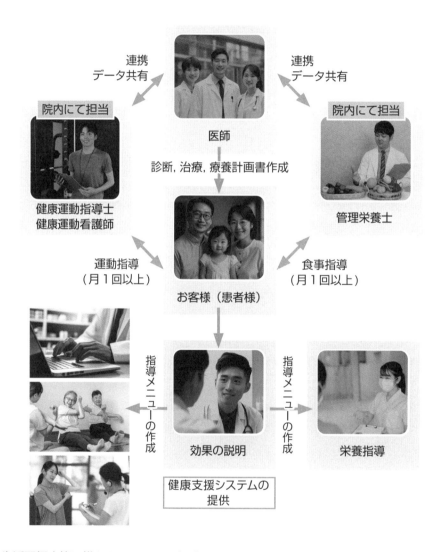

図1　生活習慣病管に携わるシステムの概略

3. 健診データの経年評価：かかりつけ医療機関か保険者が可能

　さまざまな業界から，健康産業に乗り出す企業が増えてきており，Web 上での健康相談，中にはアバターや AI を駆使したプログラムも現れている。Web 上では健康情報発信ですら，コピー＆ペースト（過去に発表された資料や原稿をコピーして貼り合わせる）の限界として，入力者の能力で全くまちがった情報となりうるのに，健康相談が Web 上でできるのだろうか。

　健診データでも単年度の数値ではなく，例えば過去 5 年間といった過年度の数値比較と，病歴および現在の疾患などをクロスしなければ判定や指導ができるはずがない。さらに対面で対象者の様子を見たうえでの判断が必要で，そのことができるのは，かかりつけ医（かかりつけ医療機関）か保険者のみである。

4. 生活習慣病管理科の保険点数

　保険点数が，令和 4 年（2022 年）度に改定された。脂質異常症を主病とする場合 570 点（従前は，院内で 1,175 点），高血圧症を主病とする場合 620 点（従前は，院内で 1,035 点），糖尿病を主病とする場合 720 点（従前は，院内で 1,280 点）と一気にほぼ半分に引下げられた。この改定を是とするか非とするかは，議論の余地が大きいだろう。点数が高ければ，個人負担も大きいわけで，指導に対して料金的に患者の満足度が得られないとの懸念もあり，導入に躊躇した病院や診療所の理由とされていた。その一方で，点数の減少は患者にとって垣根が低くなったことを意味するので，適切なスタッフが確保されれば普及していくと推測される。

　保険点数の減少は，生活習慣病管理料を導入する中で，人件費などの費用効率の問題が一段と大きくなってくる。この問題をクリアするひとつの方法が，健康運動指導士や管理栄養士等を抱えている団体・企業と業務提携して，医院 A は月曜日，医院 B は火曜日，医院 C は水曜日，医院 D は木曜日，医院 E は金曜日といったかたちで，生活習慣病管理料算定日，つまり，指導日を定め，上手に指導できる健康運動指導士等を送り込んでもらうというシステムである。

　図 1 は院内での生活習慣病管理にかかわる仕組みであり，肝心なことは有能なスタッフの確保，または有能なスタッフの育成と言えよう。

　なお，運動指導や食事指導もできる二刀流・三刀流ナースの需要が高まることを願う。

第10章
子どものフィットネス（体力つくり）

吉永 砂織

子どもには，身長，体重など身体の量的増加である成長と，機能的な成熟を示す発達という，大人にはみられない特徴がある。この成長・発達過程において，体力を高めていくこと（フィットネス＝体力つくり）は，生涯を通した健康的で活動的な生活習慣の形成に寄与し，豊かで充実した社会生活を営むための基礎となる。

　本章では，児童期（7～12歳ころ）の体力の現状と課題を述べ，成長に適した運動の種類や基礎となる実践方法，その留意点について解説する。

1. 子どもの体力の現状

　スポーツ庁が実施した「体力・運動能力，運動習慣等調査」[1] によると，特に令和元年度以降，小学生の体力合計点は，男女ともに低下している。テスト種目別では，長座体前屈のみ向上し，その他の種目はすべて低下していた。特に，50 m走や20 mシャトルランの低下は男女ともに著しく，すばやく移動する能力「スピード」と運動を持続する能力「全身持久力」において課題がみられた。

　体力低下の主な要因として，交通手段や家電製品の発達など，生活の利便化やスクリーンタイム（スマートフォン，ゲーム機器等による映像の視聴時間）の増加など，生活様式の変化により，日常生活で身体を動かす機会が減少したことがあげられる。また，新型コロナウイルス感染症対策による活動自粛の影響も大きいと考えられる。友達と思いきり身体を動かす遊びや運動を実践することが懸念されてきた日々を日常に戻すために，大人は，子どもが遊びや運動に積極的にかかわる機会を創出すべきである。

　体力や運動技能を十分に高めることなく，このまま成長すれば，将来の生活習慣病をはじめとする健康へのリスクは深刻である。子どもの体力つくりは，日常生活の中で積極的に身体を動かす（遊びや運動に取り組む）時間を増やすことが課題である。

2. 子どもの成長・発達と運動

　スキャモンの発達曲線をみると，幼児期から児童期前半（3〜8歳）における神経型（リズム感や身体を動かすことの器用性を担う神経系）の発達は著しい。そのため，多様な運動や遊びを楽しみながら，生活に必要な様々な動きを身に付ける（習得する）ことは，生涯を通じた運動全般の基本となる。児童期後半（9〜12歳）になると神経系の発育がほぼ完了するため，多様な運動や遊びと出会うことによって，基礎的な運動技能を幅広く習得することができる。

　つまり，体力や運動能力にはそれぞれ発達しやすい年齢があり，動作スキルは8歳前後，持久力は12歳前後，筋力は13〜16歳前後を発達のピーク年齢とし，この時期を挟んで2〜3年間が最適な習得時期と考えられている[2]（図1）。これらの発育の特徴を活かして，たくさん身体を動かすことが大切である。

　子どもの体力つくりにかかわる際に必要な視点を以下に示す。

2-1. 楽しみながら多様な運動や遊びに取り組めているか

　人の基本的な動きは，大きく「バランスをとる動き」「移動する動き」「物を使う（扱う）動き」があり[3]，これらをうまく習熟することで，健全な発育が期待できる。特定の運動だけに取り組んでいる場合，様々な動作習得には適さないため，多様な動きが含まれる遊びや運動の時間を作ることも心得ておきたい。

　ちなみに小学校学習指導要領によると[4]，「体つくり運動」が低学年から位置づけられ，低学年に「多様な動きをつくる運動遊び」，中学年に「多様な動きをつくる運動」，高学年に「体の動きを高める運動」が示されている。学校教育では，将来の体力向上につなげるために，様々な基本的な動きを総合的に身に付けることを目指して取り組まれている。

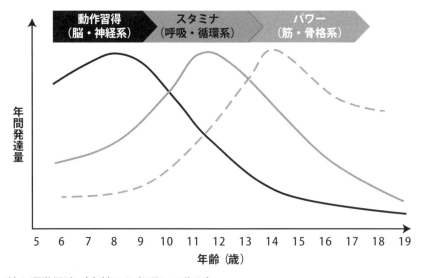

図1　年齢と運動発達（文献2を参照して作図）

　また，運動の機会を与えられても，子どもが自発的にかかわれ（実践し）なければ継続につながらない。遊びや運動において，子どもが興味を抱いてかかわっているかが大切になる。

2-1-1. 気になる子どもたち

　動きがぎこちないと感じる子どもたちの場合，「運動の経験が少ない」や「運動への苦手意識」だけでなく，「過剰な運動・スポーツによる発育の偏り」も考えられる。多様な運動や遊びに取り組むことで，身体をスムーズに動かすためのコーディネーション能力（表 1）を育むことが大切である。

　公園では，遊んでみたい遊具を次々に選択し，自由に楽しみながら，主体的に身体を動かす子どもたちを目にする。遊具や道具を使った遊びには，さまざまなコーディネーション能力が関連している（図 3）。

　例えば，目的の遊具まで競いながら走ったり，複数のバーと空間を扱いながら，つかむ，登る，降りるといった多様な動きがある。ボールつきでは，片脚で身体を支えてもう一方の脚がボールにふれないようにまわす「バランス能力」や連続してボールをつく「リズム能力」，ボールの動きを見ながら自分の位置を調整する「定位能力」，ボールの動きを操作する「識別能力」などが関連している。

表1	コーディネーションの 7 つの能力

① リズム能力：動くタイミングを上手につかむ能力
② バランス能力：バランスを正しく保ち，崩れた姿勢を立て直す能力
③ 換能力：状況の変化に合わせて素早く動きを切り替える能力
④ 反応能力：合図に素早く反応し，適切に対応する能力
⑤ 連結能力：身体全体（または各部）をスムーズに動かす能力
⑥ 定位能力：動いている物（者）と自分の位置関係を把握する能力
⑦ 識別能力：スポーツ用具や道具を上手に操作する能力

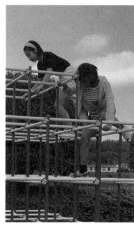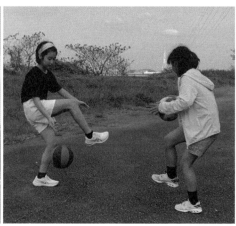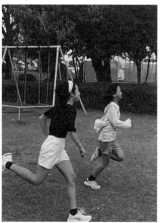

図2	多様な動きを含んだ遊び

遊びにはバランス能力やリズム能力，識別能力などコーディネーション能力が関連している。

2-2.「1日平均60分」，中強度の身体活動ができているか

　子どもの体力の向上を目的とした場合，推奨すべき身体活動量は，ある程度強度の高いものが必要と考えられている[5,6]。日本スポーツ協会が「子どもの身体活動ガイドライン」で[7]，文部科学省が「幼児期運動指針」で[3]，子どもにとって最低限必要な身体活動量（特別なスポーツ活動だけでなく，身体を使った遊びや生活活動を含む）は，毎日60分以上を推奨している。子どもにとって，中強度の身体活動とはどのようなものか。本章では，遊びや運動を「子どもがどのように感じたか」から，各強度を示す。

　　低強度：きつさを全く感じないレベル
　　中強度：きつさを少し感じるレベル，（または）ややきついと感じるレベル
　　高強度：きついと感じるレベル，（または）常にきついと感じるレベル

　体力がなく，外遊びや運動をしない子どもたちに，強度の高い身体活動への興味・関心を無理に持たせることは期待できない。まずは，強度にかかわらず，楽しいと感じる身体活動の時間を増やすことから実践することを勧める。

3. 遊びや運動を支援するうえで留意したいこと

　子どもの身体の特徴を知ることが大切である。関節弛緩性（関節が一定の可動域を超えて動く）などの特徴を有することは，競技パフォーマンスや体力の向上に寄与する一方で，就学以降のけがや故障との関連も指摘されている。子どものもつ体質として捉え，運動・スポーツへ取り組むこと（身体の特徴に適した動きを習得すること）が必要になる（図3）。

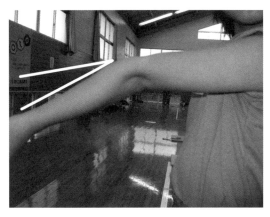

| 図3 | 関節弛緩性（肘関節） |

肘が15°以上反っている。柔軟性が高くしなやかな身体の動きを可能にするが，過剰な関節の動きを求めると，関節不安定性を誘発しやすく，運動に伴う痛みにつながる。

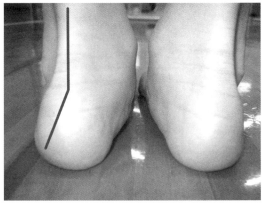

| 図4 | 回内足 |

足底が外側を向いている（踵骨が内側に倒れる）。足の衝撃吸収の機能が低下し，運動時や運動後に痛みを生じやすい。

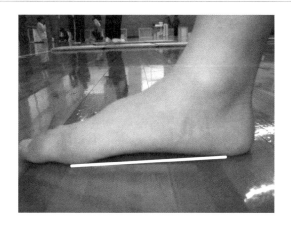

図5	扁平足

足裏のアーチ構造が崩れ平らになっている。身体のバランスや重心移動の効率が低下し，歩行が不安定になり，姿勢が崩れやすい。

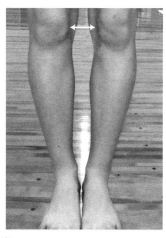

図6	O脚

両膝が内側に弯曲し，左右の足関節内果部をそろえても，左右の膝の内側が接しない。股関節や膝関節がねじれているため，膝や腰に負担がかかりやすい。

表2	子どもの靴の選び方

① かかとが硬くしっかりしている。

② 靴底は硬すぎず，つま先部分が曲がる（つま先立ちなど，足の動きに合わせて曲がる）。

③ 足趾を自由に動かせるゆとりがある。

　　※紐タイプの靴は，足趾付近をゆるめに，甲の部分をしっかりと締めることで，足趾を自由に動かせるゆとりを作ることができる。

　また，O脚，回内足，扁平足など下肢の変形は，痛みなどの症状がなく，日常生活に支障のないこともあるが，運動に伴うリスクがあることを理解する（図4〜6）。子どもの場合はニュートラルポジション（正しい姿勢）を再学習することでこれらの変形の改善が期待できる。

　子どもの足は日々成長しているため，大きめの靴を履くことになったり，小さくなった靴を履き続けることになったりする。そうすると，指に余計な力が入り外反母趾，浮き指，扁平足など足の変形だけでなく，足裏や膝・股関節の痛みなどを引き起こすこともある。足の故障を防ぎ，遊びや運動を楽しむためには，足の成長に適した靴を選択することも大切になる（表2）。

4. 子どもたちの体力つくりへ，ナースらは何をすべきか，何ができるのか

　ナースには，病院や施設にとどまらず，地域社会の中で人々の課題を見出し，健康を支援していく役割がある。子どものみならず，その支援者（保護者，学校，スポーツクラブ指導者，地域の人々）にも目を向け，連携・支援していくことで，子どもたちの運動習慣の確立と継続につながる体制を構築していかなければならない。

　近年の子どもたちの体力低下の現状に加え，障害を抱える子どもたちには，一緒に運動できる仲間がいない，運動できる施設が少ないといった運動のきっかけや継続が困難な状況にある。人々が子どもの遊びや運動に積極的にかかわる機会を創出していくことは，ナースの役割でもある。その実践方法に定型はないが，スポーツ救護や健康教育を通した啓発活動など，子どもたちの健やかな成長・発達を育むナースの活躍を期待したい。

　本章で使用した図 3 〜 6 の写真は，宮崎大学医学部 鶴田 来美 教授のご厚意による。

【引用文献】

1) スポーツ庁：令和 4 年度 全国体力・運動能力，運動習慣等調査の結果（概要）について．2022.
https://www.mext.go.jp/sports/content/20221223-spt_sseisaku02-000026462_2.pdf（2023 年 3 月 15 日アクセス）
2) 宮下充正：子どものからだ －科学的な体力づくり－．東京大学出版会，東京，p. 163, 1980.
3) 文部科学省：幼児期運動指針ガイドブック，「なぜ，様々な遊びを取り入れることが必要なのか」．2012.
https://www.mext.go.jp/component/a_menu/sports/detail/__icsFiles/afieldfile/2012/05/11/1319748_4_1.pdf（2023 年 10 月 28 日アクセス）
4) 文部科学省：小学校学習指導要領 体育編（平成 29 年告示）解説．2017.
https://www.mext.go.jp/component/a_menu/education/micro_detail/__icsFiles/afieldfile/2019/03/18/1387017_010.pdf（2023 年 3 月 15 日アクセス）
5) Andersen LB, Harro M, Sardinha LB, et al.: Physical activity and clustered cardiovascular risk in children: a cross sectional study (The European Youth Heart Study). Lancet, 368: 299-304, 2006.
6) Strong WB, Malina RM, Blimkie CJR, et al.: Evidence based physical activity for school-age youth. J Pediatr, 146(6): 732-737, 2005.
7) 日本スポーツ協会：アクティブチャイルドプログラム，第 1 章　子どもの身体活動ガイドライン.
https://www.japan-sports.or.jp/Portals/0/data/supoken/doc/jspo-acp/jspo-acp_chapter1.pdf（2023 年 10 月 5 日アクセス）

第11章
青年期における運動習慣の形成

吉永 砂織

青年期（13～18歳）は，筋力・持久力など体力・運動能力がピークに達する時期であり，特定の運動やスポーツに取り組むには最適である。自分にあった運動をみつけて，体力つくり（＝フィットネス）に取り組むことは，生涯にわたって運動・スポーツを楽しむことに繋がる。

本章では，青年期における運動・スポーツの現況と課題について述べ，成人期以降の運動習慣を見据えた，けがや故障をしにくい身体つくりについて述べる。

1. 青年期における運動・スポーツの現況と課題

1-1. 運動をしていない女子の増加

中学生・高校生の運動・スポーツへの取り組みは，将来の"動ける身体"をつくる基盤となり，成人期以降の運動習慣へも影響する。平成30年度・令和元年度 児童生徒の健康状態サーベイランス事業報告書[1] によると，日ごろ部活動や自由時間に身体を動かす遊びをしている者は，中学生男子74.2 %，中学生女子54.4 %，高校生男子61.8 %，高校生女子37.3 %であり，女子は男子に比べ身体を動かす者の割合が低く，特に高校生女子の低さが顕著であった。また，令和4年度体力・運動能力，運動習慣等調査[2] によると，中学生男女の1週間の総運動時間（体育の授業を除く）で，全く運動をしていない女子は12.3 %おり，青年期女子の運動不足は深刻な状況といえる。

1-2. 運動・スポーツによるけがや故障

身長発育のピークを迎える年齢（身長の最大発育速度年齢）は，個人差はあるが，女子では11～12歳，男子では13～14歳頃である。このような骨格発育（身長の伸び）が著しい時期は，筋肉組織の形成が追いつかず，一時的に筋肉の張力が高い（柔軟性が低下した）状態になる。加えて，運動不足による筋肉の不使用や動作パターンが少ない運動（特定の筋肉のみ強化される）は，柔軟性の低下を助長する因子となりえる。また，骨の長さの発育は，骨の量的発育に先行すると

され，最大骨量に達する時期は，概ね 10 歳台後半以降である。それゆえ，青年期の身体は，骨や筋肉がしっかり増えつつあるものの，強くなっているとはいえず，力学的負荷に弱い状態である。

実際に，学校での運動に関係する負傷・疾病は，体育系部活動による課外授業での発生が多く，種類別にみると骨折，打撲，捻挫，脱臼の割合が高い[3]。また，運動部活動や地域のスポーツクラブ等で専門的なトレーニング（特定の運動）を始める者も多くなるが，身体能力の限界を超えた運動や過度なトレーニング，同じ部位の使い過ぎなどから引き起こされる疲労骨折や肘・肩などのスポーツ障害は，中学生・高校生の 10 歳台に最も多く起こっている。

2. けがや故障をしにくい身体つくり

習慣的な身体活動は，青年期の健康と体力に多くの恩恵をもたらし，正常な発育に欠かせないが，発育過程に相応しい体力つくり（フィットネス）に取り組むことが必要である。表 1 に青年期に高めたい身体機能とトレーニングについての目安を示す。

2-1. "身体をほぐす" ことから始めよう

強度の高い運動において，ウォームアップ・クールダウンは特に重要になる。

運動前のウォームアップは，日常生活のレベルから運動するレベルにまで身体状態を引き上げることを目的としている。適切なウォームアップにより運動強度の変化にスムーズに対応できるようになるため，運動中のけがや故障を予防することにもつながる。

基本的な流れとして，軽い有酸素運動から始めることで体温・心拍数・呼吸数を上昇させ，動的ストレッチで関節可動域を獲得していくために，15 分程度おこなうことを勧める。運動後もクールダウンとして，ジョギングからウォーキングへと徐々に強度を下げた後に，静的ストレッチで筋肉をほぐすとよい。

3. 成人期以降の運動習慣を見据えた青年期の運動・スポーツ支援

厚生労働省「令和元年国民健康・栄養調査」[4] によると，20 歳以上の運動習慣のある者（1 回 30 分以上の運動を週 2 回以上おこない，1 年以上継続してる者）の割合は，男性 33.4 %，女性 25.1 %に留まっており，運動の意義や効果は理解されていても実践や継続には結びついていない状況がある。なお，注目すべき点として，運動習慣について，4 人に 1 人が「改善するつもりはない」

年代	身体機能	トレーニング
中学校 （13 〜 15 歳）	呼吸・循環系	心肺機能を高める持久力トレーニング （ウォーキング，ジョギング，水泳など）
高等学校 （16 〜 18 歳）	筋・骨格系	自身の体重を負荷として利用する筋力トレーニング （腕立て伏せ，腹筋，スクワットなど）

表 1　青年期に高めたい身体機能とトレーニング

（第 2 章図 1 参照）と答えており，成人期以降の運動習慣への介入は容易でないことがわかる。

　成人期の不活発なライフスタイルは，少なからず過去の経験（運動習慣，運動・スポーツ実施中の不快な体験など）の影響を受けるが，中学生・高校生は，運動・スポーツをどのように捉えているのだろうか。中学生・高校生 1,072 名を対象にした運動・スポーツの好感度とイメージに関する調査[5]によると，運動・スポーツが嫌いな者（どちらかというと嫌いも含めて）は，中学生男子 10.5 ％，中学生女子 25.1 ％，高校生男子 13.3 ％，高校生女子 30.7 ％と学年が進むにつれて増えていく傾向にあり，運動やスポーツに対して「疲れる」「苦手」といったネガティブなイメージを抱いていた。この現状を受け，夢中になれる体力つくりやうまくできなくても楽しめる環境づくりなど，運動・スポーツを嫌いにならないための様々な取り組みはあるが，青年らの行動変容を促す，インパクトある契機が必要であることは言うまでもない。

　それゆえ，青年期における運動習慣の形成において，ナースは，青年らの身体状態から，けがや故障の予防・運動の必要性に対する“気づき”を促す実践力を備えておきたい。

3-1. 運動のきっかけづくりとして

　柔軟性をチェックすることは，自身の身体の状態を知る（課題に気づく）機会として，運動のきっかけづくりになる。ここでは，下肢筋の柔軟性をチェックする方法とその改善法について紹介する（図 1 〜 6）。

　柔軟性を改善することは，けがや故障の予防のみならず，パフォーマンス向上にも寄与する（運

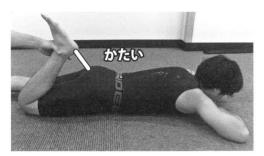 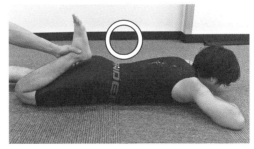

腹臥位で踵部が殿部につかない。　　　　　　腹臥位で踵部が殿部につく。

図1　膝関節伸筋群（大腿四頭筋）のチェック

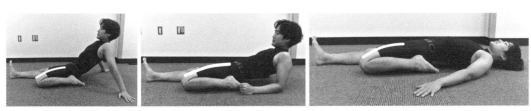

痛みを感じない程度に体幹を倒し，30 秒キープ。左右交互に実施。

図2　膝関節伸筋群（大腿四頭筋）のストレッチ

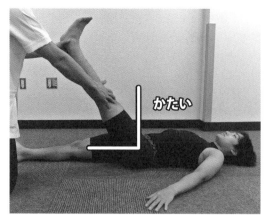

膝関節伸展位で股関節が 90°屈曲しない。

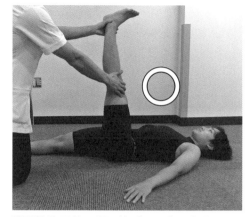

膝関節伸展位で股関節が 90°度屈曲する。

図3　膝関節屈筋群（ハムストリング）のチェック

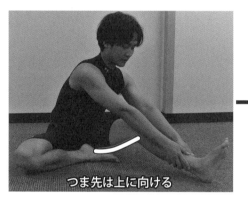

あぐらをかいた姿勢から，片方の脚の膝を曲げて前に出し，両手で足首をつかむ。30 秒キープ。

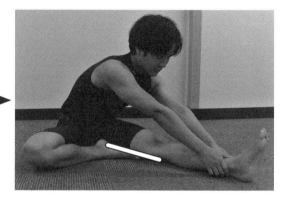

片方の脚の膝を伸ばし，両手で足首をつかむ。30 秒キープ。

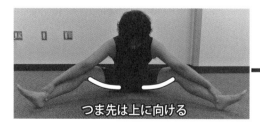

膝を曲げて開脚し，両足首をつかむ。30 秒キープ。

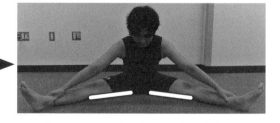

膝を伸ばして開脚し，両足首をつかむ。30 秒キープ。

図4　膝関節屈筋群（ハムストリング）のストレッチ

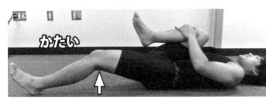

膝抱え姿勢で，反対の膝裏が浮いてしまう。

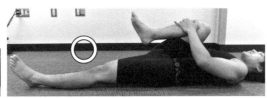

膝抱え姿勢で，反対の膝裏は浮かない。

図5　股関節筋群のチェック

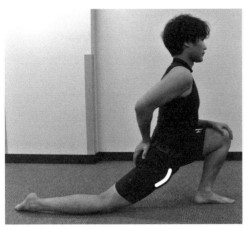

腰を落として後ろの脚を伸ばし，30秒キープ。左右交互に実施。上体が前に倒れないよう，しっかり起こす。

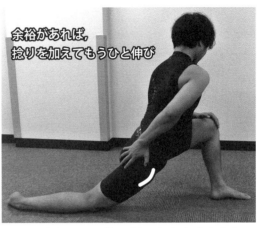

後ろの脚側の股関節を前に突き出すようなイメージで，30秒キープ。左右交互に実施。

図6　股関節筋群のストレッチ

動・スポーツを楽しむことにつながる）。そのため，運動不足や運動が苦手な者にも，生活の中で"身体をほぐす（＝ストレッチ）"ことから始めることを勧めたい（PART 4「1. 仰臥位・椅座位のストレッチ」を参照されたい）。

【引用文献】

1) 日本学校保健会：平成30年度・令和元年度児童生徒の健康状態サーベイランス事業報告書．p. 68, 2020.
https://www.gakkohoken.jp/book/ebook/ebook_R010120/index_h5.html#76（2023年10月8日アクセス）
2) スポーツ庁：令和4年度 全国体力・運動能力，運動習慣等調査の結果．2022.
https://www.mext.go.jp/sports/content/20221223-spt_sseisaku02-000026462_2.pdf（2023年10月8日アクセス）
3) 日本スポーツ振興センター：学校の管理下の災害〔令和4年版〕．2022.
https://www.jpnsport.go.jp/anzen/Portals/0/anzen/anzen_school/R4_gakko_kanrika_saigai/R4-01.pdf（2023年10月8日アクセス）
4) 厚生労働省：令和元年 国民健康・栄養調査結果の概要．2019.
https://www.mhlw.go.jp/content/10900000/000687163.pdf（2023年10月8日アクセス）
5) 澤井和彦：運動・スポーツの好感度とイメージ．In: 子ども・青少年のスポーツライフ・データ 2019. 笹川スポーツ財団，東京，pp. 33-39, 2020.
https://www.ssf.or.jp/thinktank/sports_life/topic_pdf/sld_chid2019_topic_C.pdf（2023年10月8日アクセス）

第12章
成人期における メタボリックシンドローム対策

松尾 知明　　蘇 リナ　　塩満 智子

　メタボリックシンドローム（metabolic syndrome：MS）は循環器疾患を早期に予防するために確立された疾病概念である。本邦における MS 概念の特徴は，腹部内臓脂肪の過剰蓄積を，「高血糖」「脂質代謝異常」「高血圧」の共通発症基盤としている点にある。MS の予防・改善には，腹部内臓脂肪の蓄積抑制や減少が必要となる。体脂肪の増減にはエネルギー出納，すなわち食事摂取量と身体活動量が大きく影響するが，最も留意すべきは食事摂取量である。身体活動量の増加や運動の実践はエネルギー消費量を増大させるものの，体脂肪の減少や血液検査値の改善度は食事制限策に比べて小さい。運動実践を中心としたアプローチでは期待するほどの減量効果が得られないだけでなく，挫折によるモチベーションの低下や整形外科的傷害が生じるデメリットもある。一方，運動には食事制限では得られない重要な役割がある。その 1 つが"体力向上"である。体力の中でも全身持久性体力は疾病発症や死亡に有意に関係することが先行研究で示されており，循環器疾患の予防にも重要とされる。MS 対策を考えるうえでは，脂肪減少や血液検査値の改善とともに，体力の改善を図ることも必要であり，運動の役割はこの点にある。

1. メタボリックシンドロームの概念

　メタボリックシンドローム（metabolic syndrome：MS）は，空腹時高血糖（インスリン抵抗性），高脂質または低 HDL コレステロール（リポたんぱく異常），高血圧を同時に複数合併する状態を指し，循環器疾患の誘因のひとつと言われている。このような合併状態は偶然にリスクが集まって生じたものではなく，また，個々の症状が代謝異常のみを基盤としているわけでもない。本邦における MS の考え方の特徴は，最上流にある内臓脂肪の過剰蓄積を共通の発症基盤としているところにある。重要な点は，MS が循環器疾患を早期に予防するために確立された疾病概念であり，予防啓発の視点が概念策定に強く盛り込まれていることにある。

　現代社会では過栄養と運動不足を主因に循環器疾患が増加しており，その対策を必要としたこ

とが背景にある。日本肥満学会は 2006 年に発した「神戸宣言」（http://www.jasso.or.jp/data/data/pdf/kobe2006.pdf）で MS が「現代の代表的生活習慣病」であると述べ，その予防の重要性を喚起している。2008 年より本邦では，40 〜 74 歳の国民に対し年 1 回の健診とその結果に基づく保健指導を医療保険者に義務付けること（特定健診・保健指導）を制度化した。これは MS の観点からの施策であり，腹部周囲長測定が検査項目に加えられた点が特徴である。神戸宣言では，MS の予防と改善には，食生活の改善と運動（身体活動）量の増加を図り，まずは 3 kg の減量，3 cm の腹部周囲長の短縮を実現する「サンサン」運動が提案されている。

　一方，田中ら筑波大学チームは，1983 年より食事制限や運動実践の方法を適切に指導することにより，8 kg の減量，8 cm の腹部周囲長の短縮，8 歳の活力年齢の若返りを達成する「8・8・8」運動を展開している [1,2]。

2. メタボリックシンドロームの診断基準

　2005 年，日本内科学会を中心として，本邦における MS の診断基準がはじめて設定された [3]（図1）。この診断基準では，腹部内臓脂肪の過剰蓄積が必須項目とされている。これは，内臓脂肪の蓄積量〔CT スキャンによる臍位（へそレベル）の面積〕と空腹時血糖，中性脂肪，HDL コレステロール，安静時血圧とが有意に関連するとの研究結果に基づく。循環器疾患の予防を喚起・啓発するためには，内臓脂肪を簡便に評価する方法（項目）が必要である。CT 断面画像から計測されたへそレベルの内臓脂肪面積 100 cm^2 が内臓脂肪過剰蓄積の基準値であることから，この値に相当するへそレベルの腹部周囲長を統計処理により疫学的に求めたところ，男性で 85 cm，女性で 90 cm であることが示されたため，これらの値が CT 法の代替指標として採用されている。内臓脂肪の過剰蓄積に加え，脂質異常（中性脂肪高値かつ／または HDL コレステロール低値），高血圧，空腹時高血糖の 3 項目のうち 2 項目以上あれば MS と診断される。また，内臓脂肪の過剰蓄積に加え，上記 3 項目のうち 1 項目ある状態を MS 予備軍と表現する場合もある。

3. 内臓脂肪蓄積とアディポサイトカイン

　内臓脂肪が過剰に蓄積されると大量の遊離脂肪酸が肝臓に流入することになり，脂肪合成が促進されるだけでなく，インスリン抵抗性（感受性の低下）も誘発される。このような状態の慢

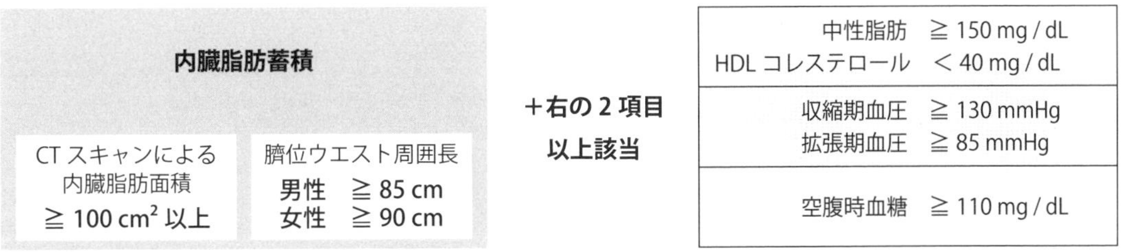

内臓脂肪蓄積		+右の2項目以上該当	中性脂肪　≧ 150 mg / dL
			HDL コレステロール　＜ 40 mg / dL
CT スキャンによる内臓脂肪面積 ≧ 100 cm^2 以上	臍位ウエスト周囲長 男性　≧ 85 cm 女性　≧ 90 cm		収縮期血圧　≧ 130 mmHg 拡張期血圧　≧ 85 mmHg
			空腹時血糖　≧ 110 mg / dL

図1　メタボリックシンドロームの診断基準（文献 3 より引用）

性化が，高脂質や耐糖能異常，血圧上昇に関与すると報告されている。また，脂肪細胞は生理活性物質（アディポサイトカイン）を分泌する組織としても知られている。内臓脂肪が過剰に蓄積している人では，アディポサイトカインの産生調節異常（主に過剰分泌）がしばしば観察される。インスリン抵抗性にかかわる TNF-α（腫瘍壊死因子α）やレジスチン，血圧上昇と関連の深いレプチンやアンギオテンシノーゲン，血栓形成促進因子の PAI-1（plasminogen activator inhibitor-1）などがアディポサイトカインの代表例である。

　一方，アディポネクチンは抗動脈硬化作用を持つアディポサイトカインとして注目されている [4, 5]。内臓脂肪が過剰に蓄積すると脂肪組織におけるアディポネクチンの分泌不全（低アディポネクチン血症）が生じ，インスリン抵抗性や耐糖能異常，血圧上昇を引き起こすだけでなく，直接動脈硬化に影響する可能性が指摘されている。アディポサイトカインの産生異常や分泌不全は，MS の発症に強く関与しており，直接的にも間接的にも動脈硬化の強力な因子として作用している。

4. 予防・改善策

4-1. 食事制限

　MS の予防・改善には，体脂肪（特に腹部内臓脂肪）を蓄積させないことや減少させることが条件となる。体脂肪の増減にはエネルギー出納，すなわち食事摂取量と身体活動量の多寡が強く影響するが，最も留意すべきは食事摂取量である。MS 該当者を対象に数ヵ月間の介入をおこなう場合，対象者の身体活動量を増加させたり，運動を実践することでエネルギー消費量を増大させることはできるものの，体脂肪の減少や検査値の改善には食事改善の影響が大きい。

　前述した「8・8・8」運動を提唱する田中らの介入プログラム「スマートダイエット」では，（田中らが運動・身体活動を専門とする研究者であるにもかかわらず）食事改善指導をプログラムの中心に据えている [1]。運動実践を中心にしたアプローチでは期待するほど減量効果が得られないだけでなく，過体重の人が不慣れな運動を急にはじめると，挫折による自己嫌悪感や整形外科的傷害のリスクが高まりやすい。そのため，スマートダイエットでは徹底した食育が優先される。名称の「スマート」には体型をスリムにするという意味だけでなく，体重管理に関するリテラシーを高め，「賢く」なるという意味が込められている。体脂肪（体重）減少の観点では，運動実践より食事改善を重視すべきことを対象者に再認識してもらうことが第一歩となる。

　実際の減量教室では，難しい栄養学の情報を参加者に提供するわけではない。四群点数法など栄養学分野ですでに確立されている指導法をベースに，参加者が食品の大まかな分類により栄養バランスを考え，食品を点数化することによりカロリーを簡単に計算できるよう工夫されている。3ヵ月程度の期間であれば，1回60～90分ほどの講義・実習を週に1回，合計6～12回おこなう内容が標準的なプログラムである。また，教材の1つに参加者と指導者をつなぐツールである「ダイアリー」（食事日誌）がある。参加者は体重変化，食事内容の詳細，体調などを毎日記録し，それに基づいて栄養士ら専門スタッフが，摂取カロリー，栄養バランス，体

重変化，体調，精神状態などをチェックし，参加者ひとりひとりに対してコメントを記載する。「ダイアリー」を通じた参加者と支援者側の円滑なコミュニケーションが良好な結果を出す要因となっている。

　著者らは健康経営を掲げる企業の従業員を対象に，スマートダイエット[1] をベースにした「メタボ改善教室」を展開している。参加者の利便性を高めるため，講義・実習はオンライン形式でおこない，その回数も 3 〜 4 回程度に留めるなど，簡素化している。そのような方法であっても，最近教室を開催した企業では，40 名ほどの参加者の腹囲の平均値が 7 cm ほど減少し，血液検査値が有意に改善するなどの効果がみられた[6]。どのような方法であれ，食事改善にかかわる基本的な知識やスキルを効率よく提供し，それを実践させる上手なコミュニケーションがおこなえた場合は，良い成果が得られるようである。

4-2. 運動 1

　では運動指導はどのようにおこなうべきか。運動は脂肪燃焼を促進するだけでなく，糖代謝や脂質代謝を好転させる。運動実践で意識すべきポイントは，運動の種目，時間，頻度，強度である。減量を目的とする場合，ウォーキング，ジョギング，自転車運動，水泳，リズム体操などの有酸素運動が推奨される。種目選択は，基本的には本人の好みで良いが，1 種目だけをおこなうよりは，複数種目を実践することで，整形外科的傷害のリスクを低減できる。有酸素運動だけでなく，レジスタンス（抵抗性）運動（筋トレ）を組み合わせることで，筋力増強（体型改善）効果とともに，より大きな減量効果が期待できる。エネルギー消費量は運動時間が長いほど増加する。1 回の有酸素運動の所要時間は 30 〜 50 分は確保したい。レジスタンス運動もおこなう場合は，有酸素運動と併せて 40 〜 70 分程度となる。運動の頻度については，ウォーキングなど低強度の運動であれば毎日を理想とし，できれば週に 3 〜 4 回は実践したい。ただし，足関節，膝関節，腰部などに違和感を覚える場合には，運動を一旦休止しなければならない。運動強度については，特に初心者や長期間のブランクがある人は，低強度（楽である）から開始し，徐々に中強度（ややきつい）へ高めていくと良い。

　以上，減量を目的とした一般的な運動実践の指導ポイントについて述べたが，実は運動による減量効果は想像以上に小さい。運動で 300 kcal を消費するには 1 時間以上のウォーキングや 30 分程度のジョギングが必要となるが，300 kcal を摂取するには菓子パン 1 個弱で十分である。一般的には「メタボ対策には運動」という感覚を持つ人が少なくない。この感覚はまちがいではないが，メタボ該当者の体重減少や検査値の改善を図るには，食事改善の影響がはるかに大きいことを意識しておく必要がある。

4-3. 運動 2

　運動には食事制限では得られない重要な役割がある。「精神面のストレス緩和」「体型の改善」そして「体力の向上」である。有酸素運動により向上が期待される体力の 1 つに全身持久性体力（心肺持久力，cardiorespiratory fitness : CRF）がある。CRF は疾病発症や死亡に強くかかわる体力として知られる[7~9]。CRF とは "活発な身体活動を維持する能力" であり，その代表的な指標と

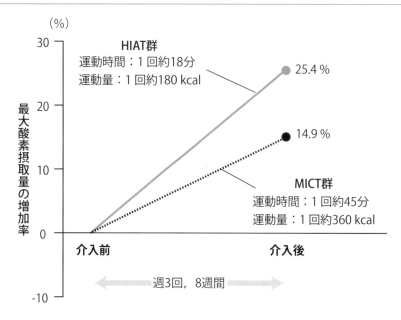

(%)

HIAT群
運動時間：1回約18分
運動量：1回約180 kcal

25.4 %

14.9 %

MICT群
運動時間：1回約45分
運動量：1回約360 kcal

最大酸素摂取量の増加率

介入前　　　　　　　介入後

週3回，8週間

図2　メタボリックシンドローム該当者を対象とした運動トレーニング実験における最大酸摂取量の増加率（HIAT vs. MICT）

して最大酸素摂取量（maximal oxygen uptake：$\dot{V}O_2max$）があげられる。MS 対策を考えるうえでは，脂肪減少や血液検査値の改善だけでなく，体力の改善を図ることも重要であり，運動の役割は特にその点にある。

　著者らは MS 該当者など体力低位者に高強度インターバル運動（high-intensity interval aerobic training：HIAT）を適用させる研究に取り組んでいる[10~12]。HIAT の特徴は，体力低位者でも"長期間，日常的"に取り組めるようプログラムを構成している点である。運動強度は高めに設定されるが，対象者それぞれの実際の運動負荷は個々の体力水準に合わせるため，体力低位者では負荷量の絶対値はそれほど高くない。MS 該当者を対象に HIAT（1 セッションあたりの運動量約 180 kcal，1 週間あたりの運動時間 54 分）と一般的に推奨される中強度持続性の有酸素運動（moderate-intensity continuous training：MICT, 約 360 kcal，135 分）をそれぞれ週 3 回，8 週間おこない，効果を比較した研究[11]では，$\dot{V}O_2max$ 増加率は，それぞれ 25.4 ％と 14.9 ％であり，HIAT 群が MICT 群より有意に大きかった（図2）。

　また，運動介入により両群ともに HDL コレステロールが有意に改善したが，血圧，総コレステロール，中性脂肪，インスリン抵抗性は両群とも改善しなかった。CRF の向上には MICT 以上の，また検査値の改善には MICT と同等の効果があり，その上，所要時間を短縮できる HIAT の適用が推奨される。なお，運動の強度の増高によりけがや事故のリスクが高まるため，フィットネスインストラクターや健康スポーツナースなどの専門家の指導を受けることが望ましい。

【引用文献】

1) 田中喜代次，大蔵倫博：スマートダイエット〜メタボリックシンドローム予防・改善のための減量指導〜．健康体力づくり事業財団，東京，2007.

2) 田中喜代次，吉村隆喜，奥田豊子，ほか：AT 水準以上の強度を基準とした完全監視型持久性運動療法および不完全監視型食事療法の併用が肥満者の健康・体力に及ぼす影響．体力研究，62[Suppl]: 26-40, 1986.

3) メタボリックシンドローム診断基準検討委員会：メタボリックシンドロームの定義と診断基準．日本内科学会誌，94: 794-809, 2005.

4) Ouchi N, Kihara S, Arita Y, et al.: Novel modulator for endothelial adhesion molecules: adipocyte-derived plasma protein adiponectin. Circulation, 100: 2473-2476, 1999.

5) Maeda N, Shimomura I, Kishida K, et al.: Diet-induced insulin resistance in mice lacking adiponectin/ACRP30. Nat Med, 8: 731-737, 2002.

6) 中村有里，蘇　リナ，松尾知明：メタボリックシンドローム改善に向けた遠隔指導型生活習慣改善プログラムの効果．第 77 回日本体力医学会大会抄録集，p. 234, 2022.

7) Sawada SS, Lee IM, Muto T, et al.: Cardiorespiratory fitness and the incidence of type 2 diabetes: prospective study of Japanese men. Diabetes Care, 26: 2918-2922, 2003.

8) Kodama S, Saito K, Tanaka S, et al.: Cardiorespiratory fitness as a quantitative predictor of all-cause mortality and cardiovascular events in healthy men and women: a meta-analysis. JAMA, 301: 2024-2035, 2009.

9) Myers J, Prakash M, Froelicher V, et al.: Exercise capacity and mortality among men referred for exercise testing. N Engl J Med, 346: 793-801, 2002.

10) Matsuo T, Saotome K, Seino S, et al.: Effects of a low-volume aerobic-type interval exercise on $\dot{V}O_2$max and cardiac mass. Med Sci Sports Exerc, 46: 42-50, 2014.

11) Matsuo T, So R, Shimojo N, et al.: Effect of aerobic exercise training followed by a low-calorie diet on metabolic syndrome risk factors in men. Nutr Metab Cardiovasc Dis, 25: 832-838, 2015.

12) So R, Matsuo T: Effects of using high-intensity interval training and calorie restriction in different orders on metabolic syndrome: a randomized controlled trial. Nutrition, Jul-Aug; 75-76: 110666, 2020. doi: 10.1016/j.nut.2019.110666. Epub 2019 Dec 6.

第13章

産後の身体回復フィットネス
Ⅰ. 妊娠・出産が骨盤底に与える影響

川越 靖之

　日本人女性の平均寿命は最近20年間で約10年延長し，骨盤底筋機能の維持は生涯におけるQoL（quality of life）の維持のために重要になってきている。骨盤底機能障害は主に妊娠・出産を契機として始まり，その後育児，労働に伴う腹圧，便秘によるいきみ，加齢などの複数の因子が長年積み重なって生じる。閉経後には卵胞ホルモン（エストロゲン）の低下により骨盤底筋群は緩みやすく，靭帯，腟壁などの組織は脆弱化し，尿失禁，便失禁の症状がさらに出現しやすくなる。本章では妊娠と骨盤臓器脱，尿失禁との関連性を中心に解説する。また後半では，尿失禁や便失禁の予防・改善策のひとつとしての骨盤底筋トレーニングの実際について解説する。

1. 骨盤底の解剖とその特徴

　骨盤の底（恥骨，尾骨および坐骨の間）に位置する筋肉は，骨盤底筋群と総称され複数の筋肉から構成される。浅層・中間層・深層に分かれ，深層は重要で尾骨筋，肛門挙筋，梨状筋により構成され骨盤隔膜と呼ばれる。骨盤の底にハンモック状についており膀胱・子宮・直腸などの骨盤内の臓器を下から支え，正しい位置に維持している。また，尿道を締める役割も果たしており尿漏れを防ぐ。骨盤底筋群は他の骨格筋とは異なり，排尿・排便の時以外は常に筋肉が緊張した状態を保つことで機能を発揮しており，加齢により機能が低下しやすい[1]。骨盤底筋群を貫く開口部としては尿生殖裂孔と肛門があり，尿生殖裂孔には男性に比べ短い尿道と腟が開口する。腟は産道を形成し，分娩の際には大きく伸展され腟壁および走行する神経，周辺組織はダメージを受ける。

2. 骨盤底機能障害による症状

　骨盤底のダメージは子宮の下垂を中心とした骨盤臓器脱と尿失禁等の下部尿路症状として現れる。

2-1. 骨盤臓器脱

　骨盤臓器脱とは骨盤の中にある臓器（膀胱，子宮，直腸など）の支えが緩み，下垂して腟の出口から出てくる病態であり，性器脱とも呼ばれる。膀胱が腟の壁に包まれて下がる膀胱瘤，子宮が下がってくる子宮脱，直腸が腟の壁に包まれて下がる直腸瘤などがある。出産経験のある女性の約 4 割が経験するありふれた病気であるにもかかわらず，その存在があまり知られておらず外来受診をためらう人も多い。症状としては腟口からピンポン玉のようなものが触れる，座るとボールの上に座っているような感じ，何か挟まっているような感じがすると訴えることが多い。それらの違和感に加えてトイレが近い，尿漏れ，尿が出にくい，便秘等の排尿，排便への支障をきたす。症状が軽いうちは腹部に力が入った際に腟口から外に飛び出す程度であるが，重症になると子宮頸部などが常に腟口から出た状態となり歩行への支障や，擦れて出血をきたし加齢に伴い症状は次第に悪化する。骨盤臓器脱の 37 ％に尿失禁などの排尿障害や蓄尿障害を認める [2]。そのため，米国の女性では，80 歳までに約 11 ％が手術を要している [3]。

2-2. 下部尿路症状

　女性の尿道は約 3 cm と短く，骨盤底筋群・靭帯が緩むことで容易に尿道が過可動となって尿漏れが生じる。尿失禁とは尿が漏れることをコントロールできない状態で，無意識あるいは不随意な尿漏れであり，それが社会的にも衛生的にも問題となる状態と定義される（国際禁制学会：International Continence Society）。尿失禁にはせきやクシャミをしたり，走ったり，重い荷物を持ち上げた時など腹部に力が入った拍子に尿が漏れる腹圧性尿失禁や，尿意を感じたとたんにトイレで排尿するのに間に合わず漏れてしまう切迫性尿失禁，その両方が混在するもの，および強い尿意切迫感と頻回に尿が出る過活動膀胱がある。2002 年の国際禁制学会の定義に準拠しておこなわれた EPIC study では 18 歳以上の女性の 66.6 ％ が何らかの下部尿路症状を有していた。夜間頻尿が 54.5 ％ と最も多く，尿失禁は 13.1 ％ に認めその約半数が腹圧性尿失禁であり，加齢とともにその頻度は増加した [4]。

3. 骨盤底機能障害のリスク因子

　主なリスク因子には個人のもつ基礎的な素因，妊娠・出産による影響，妊娠・出産以外の後天的要因，そして加齢，それらの積み重ねが将来の発症に繋がる（図 1）。基礎的な素因としては人種，遺伝要因などがあり，ヒスパニック系に多くアジア人は比較的頻度は少ない。先天的な要因としては皮膚，関節，血管など全身的な結合組織の脆弱性をきたす疾患であるマルファン症候群，エーラス・ダンロス症候群等においては発症しやすくなる。家族歴のある家庭においても集積性が認められている。後天的な要因としては加齢，肥満，慢性的な腹圧の負荷，便秘，高血圧，糖尿病，激しい運動などがある。女性特有のリスクとして分娩，特に経腟分娩がある。肥満においては BMI（body mass index）が 30 kg/m^2 以上で骨盤臓器脱の頻度は 1.5 倍程度に増加する [3]。

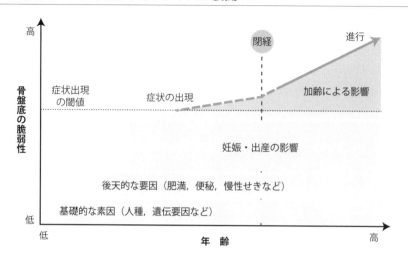

骨盤底の脆弱性 ／ 年齢

閉経　進行

症状出現の閾値　症状の出現　加齢による影響

妊娠・出産の影響

後天的な要因（肥満，便秘，慢性せきなど）

基礎的な素因（人種，遺伝要因など）

高　低　低　高

図1 骨盤臓器脱・尿失禁の発症にリスク因子が与える影響（経産婦におけるイメージ図）

4. 妊娠・分娩が骨盤底機能へ与える影響

　妊娠に関連するリスク因子としては妊娠回数，若年出産，遷延分娩，器械分娩，出生児 4,500 g 以上等がある [5]。妊娠時には骨盤底筋は分娩に備えより柔軟になり，そこに胎児と胎児付属物からなる妊娠子宮の負荷が上から加わり，その総重量は妊娠後期には約 5 kg に達する。妊娠中には膀胱の収縮力，腸管の蠕動運動は減弱し排泄時にはより腹圧が必要となり骨盤底の負担が増える。経腟分娩では腟壁，骨盤底筋，筋膜，靭帯などの産道の周囲組織は物理的に伸展され損傷を受け，同時に骨盤領域の神経は圧迫され一過性の麻痺を生じやすい。そのため分娩直後から分娩数日には排尿，排便困難を訴える褥婦も多く腹圧が必要となる。未産婦に比べ 2 回の経腟分娩の既往がある女性においては骨盤臓器脱の頻度は 8.4 倍に，さらに 4 回以上では 10.9 倍に増加する [6]。吸引器，鉗子などを用いた器械分娩をおこなった場合には，産道はさらに急速に伸展され産道裂傷，特に肛門括約筋の損傷に伴うダメージが残りやすい。出産後 4 〜 6 ヵ月でダメージから回復すると言われるが，腟壁等の創傷部位は主に膠原線維に置き換わり瘢痕化することで治癒するので元の強度に回復せず，分娩を繰り返してさらにダメージが集積する。帝王切開に比べ経腟分娩では腹圧性尿失禁，過活動膀胱，骨盤臓器脱が増加し，さらに器械分娩をおこなうことで，肛門失禁の危険性が高くなる。経腟分娩既往者では骨盤臓器脱の頻度は 14.6 %，帝王切開では 6.3 % と報告され [7]，出産非経験者では 2.9 % であった [8]。出産自体でも腟壁損傷や分娩経路に関係なくリスクが増加するが，経腟分娩を避け帝王切開をおこなうことでリスクを軽減できるかは結論が出ていない [9]。

5. 妊娠時の骨盤底トラブル

5-1. 尿失禁

　日本での報告では妊娠中の尿失禁の発生頻度は初期で 32 %，中期で 50 %，後期で 71% と妊娠の進行とともに増加し，産褥 1 ヵ月では 10 % と減少した [10]。また諸外国の調査では 21.3 ～ 51.9 %（平均 36.5 %）とされる [11]。妊娠中の尿失禁の多くは増大した妊娠子宮の物理的圧迫による腹圧性尿失禁がほとんどで，分娩後には自然に軽快することが多い。分娩後 12 年以上経過した後の尿失禁の頻度は帝王切開ではオッズ比が 0.46 と経腟分娩に比べ少なかった [12]。

5-2. 尿閉

　尿閉とは膀胱内に貯留した尿を全く排出できない状態で，分娩後に認めることが多い。分娩後の頻度は 1 ～ 13 % と報告され，特に経腟分娩後では産後 4 日目までに約 14 % の褥婦に尿閉を認める [13]。残尿の正常値は 150 mL 未満とされ，150 mL 以上残尿がありかつ尿意がない状態を無症候性尿閉と呼ぶ。その原因は，尿道や膀胱まわりの組織および神経に分娩時の損傷があることが多く，知覚の鈍化が主原因である。多くは一過性で 3 ～ 4 日で自然軽快し，硬膜外麻酔，分娩時の外陰部浮腫，器械分娩，会陰切開，2 度以上の会陰裂傷等の既往で尿閉のリスクは上昇する [14]。

5-3. 骨盤臓器脱

　妊娠中に子宮が下垂し頸部が腟口から脱出し，頸部が擦れ出血や尿道の圧迫による排尿困難を認めることがある。経産婦に多く，その頻度は 1/10,000 ～ 15,000 妊娠とされる [15]。妊娠中の対応としては腹圧がかからないような動作指導やペッサリーの使用による子宮の位置の矯正をおこなう。通常は妊娠週数の進行で子宮の体積が増大し，妊娠中期以降には自然に子宮が腹腔内に上昇し，通常の位置に戻り子宮の下垂は改善する。経腟分娩は可能であるが分娩後には子宮下垂が再発し治療を要することが多い。

5-4. 便秘

　妊娠中は胎盤から黄体ホルモン（プロゲステロン）が分泌され腸管の蠕動運動は低下する。さらに妊娠による母体活動の低下，子宮による機械的な圧迫によって約半数の妊婦に便秘が生じる。症状の改善には便意を我慢せず十分な水分，食物繊維を多く含む食事を摂取する。また運動や便秘体操（PART 4 参照）もおこない，体動によって腸の蠕動を促す。薬物治療としては酸化マグネシウム製剤，センノシド等があり，症状を認める場合には積極的に治療をおこなう。排便に伴う過度の努責を避けるためにも便秘の改善を目指す。

表1	行動療法別の推奨グレード（文献 16 より転載）	
治療法		推奨グレード
生活指導	体重減少	A
	身体活動	C1
	禁煙	C1
	飲水制限（アルコール，炭酸飲料を含む）	C1
	便秘の改善	C1
骨盤底筋訓練		A
	妊婦または産後に対する骨盤底筋訓練の尿失禁予防効果	B
	フィードバック・バイオフィードバック訓練	B
膀胱訓練，計画療法	膀胱訓練，定時排尿法，排尿促進法	B
その他の保存療法	腟コーン	C1
	鍼治療	C1
	蒸気温熱シート	C1（保険適用外）
	催眠療法（hypnotherapy）	保留

A：行うよう強く勧められる，B：行うよう勧められる，C：行うよう勧めるだけの根拠が明確ではない（C1：行ってもよい，C2：行うよう勧めない），D：行わないよう勧められる，保留：推奨グレードを決められない

6. 閉経による骨盤底機能への影響

　閉経は通常 50 歳前後で起こり，卵胞ホルモン（エストロゲン）が急速に減少することで腟壁とその周囲組織，骨盤底筋を含めた骨盤底組織が弾力を失う。そのため骨盤底は臓器を支えるのが困難となり，全体的に腟のほうに押し出されてきて骨盤臓器脱となる。正常の位置から膀胱，直腸が下垂することで尿や便が出にくくなり失禁に繋がる。尿道は内尿道括約筋と外尿道括約筋によってその禁制が保たれているが，内尿道括約筋は不随意筋でありもともと構造的に弱い。外尿道括約筋は随意筋ではあるが，その内側にある脈絡叢を伴う粘膜固有層が内尿道口を閉鎖している。同部位にはエストロゲン受容体が豊富に存在しており，閉経後には卵胞ホルモンの減少で脈絡叢は萎縮し，尿失禁が出現しやすくなる。

7. 骨盤底機能障害の治療

　骨盤臓器脱と尿失禁の病態はほぼ共通しており，手術療法を除けば治療方法には共通点があるが，ここでは尿失禁に関する治療効果について中心に述べる。

7-1. 行動療法

　「女性下部尿路症状診療ガイドライン」における行動療法による治療方法とそれぞれの推奨グレードを示す（表1）[16]。肥満，喫煙，飲水過多などの種々の生活要因が尿失禁には関連しているが，それらの要素の解決が尿失禁の改善につながるというエビデンスは少ない。高齢者に対し

ては，生活指導として体重減少，運動，仕事，飲水制限，便秘の改善等を勧めるが，指導の有効性を認めているのは体重減少のみである。

7-2. 骨盤底筋トレーニング

　子宮臓器脱の治療方法には，保存的治療である骨盤底筋強化法，もしくは腟内にペッサリーを装着するペッサリー療法と手術療法の 2 つに分けられる。骨盤底筋強化法は骨盤臓器脱および尿失禁に対する第一選択の保存治療であり，諸外国では腹圧性尿失禁の治療を目的に様々な骨盤底筋トレーニング（pelvic floor muscle training : PFMT）が広くおこなわれている。1940 年代に産婦人科医のアーノルド・ケーゲルが考案したケーゲル体操（Kegel 体操）を基本として様々な体操が考案されている。この強化法によって尿道，腟壁周囲の随意筋（尿道括約筋・肛門挙筋）を鍛え骨盤内臓器の支持を補強することで尿道閉鎖圧を高める。骨盤底筋は普段の活動によって鍛えられることはないので意識的なトレーニングが重要になる。これまでの研究では，尿失禁に対し骨盤底筋をトレーニングすることでどのタイプの尿失禁に対しても症状は改善し，尿失禁の回数は減少した。また患者の満足度は高く性的活動に関する結果も良好で有害事象はまれであった。しかしその観察期間が 12 ヵ月未満の研究が多く，今後はより長期間の評価が必要である。

まとめ

　骨盤底の構造は児娩出には合目的的であるが，その一方で妊娠・分娩が将来の骨盤臓器脱，尿失禁を発症する大きな転機となる。妊娠・分娩時には妊娠前からの意識的な骨盤底筋トレーニングが有効で，特に尿失禁の症状のない妊婦において分娩後の尿失禁の発症の頻度を減少させる。よって褥婦には分娩時の情報を提供し，将来の尿失禁・骨盤臓器脱など起こりうるリスクを説明し，骨盤底筋トレーニングを含めできるだけ骨盤底筋を意識した生活を心がけるよう促すことが重要である。

【引用文献】

1) Mostwin JL: Current concepts of female pelvic anatomy and physiology. Urol Clin North Am, 18: 175-195, 1991.
2) Tegerstedt G, Maehle-Schmidt M, Nyren O, et al.: Prevalence of symptomatic pelvic organ prolapse in a Swedish population. Int Urogynecol J Pelvic Floor Dysfunct, 16: 497-503, 2005.
3) Hendrix SL, Clark A, Nygaard I, et al.: Pelvic organ prolapse in the Women's Health Initiative: gravity and gravidity. Am J Obstet Gynecol, 186: 1160-1166, 2002.
4) Irwin DE, Milsom I, Hunskaar S, et al.: Population-based survey of urinary incontinence, overactive bladder, and other lower urinary tract symptoms in five countries: results of the EPIC study. Eur Urol, 50: 1306-1314, 2006.
5) 古山将康：骨盤臓器脱の原因，診断と分類．Urology View, 8: 38-45, 2011.
6) Mant J, Painter M, Vessey M: Epidemiology of genital prolapse: observations from the Oxford Family Planning Association Study. Br J Obstet Gynaecol, 104: 579-585, 1997.
7) Wu JM, Vaughan CP, Goode PS, et al.: Prevalence and trends of symptomatic pelvic floor disorders in U.S. women. Obstet Gynecol, 123: 141-148, 2014.
8) Ng SC, Hu SW, Chen GD, et al.: A community-based epidemiological survey of overactive bladder and voiding dysfunction in female Taiwanese residents aged 40 years and above. Taiwan J Obstet Gynecol, 56: 811-814, 2017.
9) Patel DA, Xu X, Thomason AD, et al.: Childbirth and pelvic floor dysfunction: an epidemiologic approach to the

assessment of prevention opportunities at delivery. Am J Obstet Gynecol, 195: 23-28, 2006.

10) 藤島淑子，佐藤育男：妊娠中・産後の尿失禁についてのアンケート調査結果．日本女性骨盤底医学会誌，8: 108-111, 2011.

11) 日本排尿機能学会 / 日本泌尿器学会 編：4 女性下部尿路症状の疫学．In: 女性下部尿路症状診療ガイドライン［第2版］，リッチヒルメディカル，東京，pp. 63-70, 2019.

12) MacArthur C, Glazener C, Lancashire R, et al.: Exclusive caesarean section delivery and subsequent urinary and faecal incontinence: a 12-year longitudinal study. BJOG, 118: 1001-1007, 2011.

13) Yoshida A, Yoshida M, Kawajiri M, et al.: Prevalence of urinary retention after vaginal delivery: a systematic review and meta-analysis. Int Urogynecol J, 33: 3307-3323, 2022.

14) Cao D, Rao L, Yuan J, et al.: Prevalence and risk factors of overt postpartum urinary retention among primiparous women after vaginal delivery: a case-control study. BMC Pregnancy Childbirth, 22: 26, 2022.

15) Guariglia L, Carducci B, Botta A, et al.: Uterine prolapse in pregnancy. Gynecol Obstet Invest, 60: 192-194, 2005.

16) 日本排尿機能学会 / 日本泌尿器学会 編：8 治療．In: 女性下部尿路症状診療ガイドライン［第2版］，リッチヒルメディカル，東京，pp. 122-209, 2019.

Ⅱ. 骨盤底筋トレーニング

辻野 和美

1. 骨盤底ケアと骨盤底筋トレーニングの実際

　骨盤底筋は骨盤の最下部でハンモック状に骨盤内の臓器を支持し，排泄や性機能を司る（図1）。骨盤底筋群の機能不全に起因する尿便失禁や頻尿，骨盤臓器脱などは生活の質や人生の質（QoL）を著しく悪化させ，引きこもりやうつに繋がりやすい。その予防や改善策のひとつに骨盤底筋トレーニングがある。行動療法として治療の第一選択に位置づけられている[1]が，適切におこなわなければ効果が得られないため，正しいトレーニング法の習得が必要である。

　また，骨盤底筋群は横隔膜，多裂筋，腹横筋とともに体幹部のインナーユニット（体幹深層筋）を構成する。インナーユニットは腹圧をコントロールし，姿勢保持や呼吸にも関与する。骨盤底筋トレーニングはこの機能を改善させることで体幹の安定性や動作性を高めるとともに，腰背部や股関節の障害の予防，下腹部の引き締め，美しい姿勢の保持にも寄与する。このように，多様な効果を持ちうる骨盤底筋トレーニングは，性・年齢を問わず，できるだけ早い段階で実践し習慣化することが望ましい。

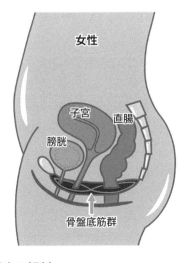
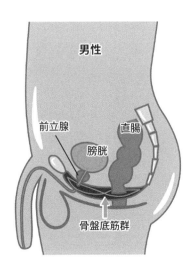

図1　骨盤底の解剖

2. 骨盤底筋トレーニングの実践指導

いずれの対象者にも，自身の骨盤底の理解を促し，姿勢・呼吸の見直しと骨盤底筋群のみの基本運動を習得するよう導く。次に，骨盤帯周辺筋群の共同収縮から全身運動へ段階的に発展させ，対象者の状態やライフステージに合わせたケアのあり方とトレーニング法を指導する（表1）。

基本運動は，身体をリラックスさせた状態でおこなう。骨盤中間位で，背筋を伸ばしたポジションが基本となる。自然な腹式呼吸からはじめ，呼気時に緩やかに下腹部を内側へ引き込みながら骨盤底筋群を収縮させる。肛門を締め，排尿を我慢するイメージを使い，解剖学的ランドマークを手掛かりに骨盤底筋群の動きを自覚する。このとき，殿部や大腿部，上腕部などが力まないよう指示する。骨盤底筋群の動きを自覚できない場合，骨盤底や胸郭，股関節周辺の入念なストレッチが有効である。

表1	骨盤底筋トレーニング実践の要点

① 骨盤底の理解

② 姿勢（骨盤位）と呼吸チェック

③ 骨盤底筋群の感覚認知（ランドマークや会陰腱中心に触れる）（図2）

④ 基本運動（骨盤底筋群のみの収縮弛緩運動）（図3）

⑤ 骨盤周辺筋群の動員

⑥ 生活動作に合わせた骨盤底筋トレーニング（ナックの応用）

⑦ スポーツや趣味をアクティブに楽しむエクササイズ

⑧ リハビリテーション・介護支援

（一般社団法人幸せな身体づくり協会：骨盤底筋8Pプログラム[2]）

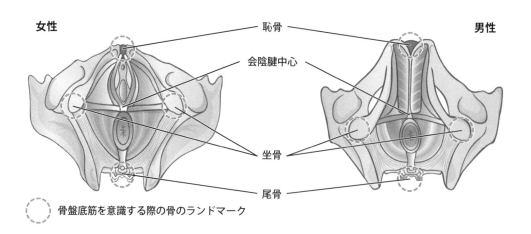

骨盤底筋を意識する際の骨のランドマーク

図2	男女骨盤底筋を下から見た図

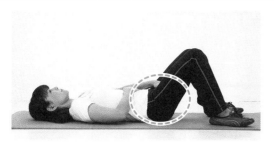

一般的に難易度が一番低い

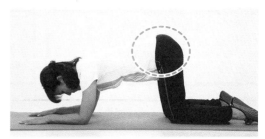

骨盤底の動きが意識しやすい

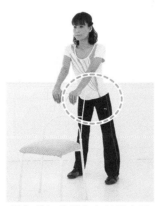

机などに体重をかけると骨盤底筋を意識しやすい

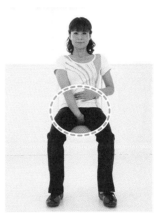

日常的に取り組みやすい

図3　**基本運動（骨盤底筋群のみの収縮弛緩運動）**

・点線で囲んだ部分に意識を向ける。
・骨盤底筋群を意識しやすいものから始め，どの姿勢でも実践できるようにする。会陰部に手を置くことで，骨盤底筋群の感覚認知が高まる。
・骨盤底筋群のみを収縮弛緩させ，代償動作が起こらないように注意する。
・呼気時に収縮させ，吸気で弛緩させる。

　基本運動を①瞬発的に10回程度繰り返す，②収縮を数秒間持続させる，③両者を実践する，などの方法を毎日継続できるとよい（図3）。

3. 対象者別の骨盤底ケア [3]

3-1. 思春期

　骨盤底の身体感覚を養う。女性では，月経随伴症状への対策に加えて，骨盤底を護り育てる生活行動を指導する（姿勢，冷え，ダイエット，便秘，過度な腹圧のかかる排泄行動や激しいスポーツ活動など）。

3-2. 産前産後期

　妊娠・出産は，女性の骨盤底機能に大きくかかわる。骨盤底の血行を促進させる骨盤底筋トレー

ニングは妊活中にも推奨される。妊娠期は特に呼吸との連動で，リラクセーション効果とともに娩出力を高め，分娩をサポートする。産後は骨盤底のリハビリテーションとして，できるだけ早期から取り組む。産褥期の正しい基本運動は骨盤底筋群の回復を促し，インナーユニット機能を再活動させる。産後の体力の回復や適度な減量にも重要である。産後マイナートラブル症状の軽減と骨盤底の機能回復の関連に着目し，育児の中でできる生活動作の見直しをおこなう。

3-3. 更年期女性

女性ホルモンの分泌低下により，尿失禁や骨盤内臓器の下垂，GSM（genitourinary syndrome of menopause，閉経関連泌尿生殖器症候群）症状が現れやすい。骨盤底ケアと骨盤底筋トレーニングは，症状や生活内容に合わせて積極的に取り組むことが望ましい。骨盤底に負荷がかかる直前に骨盤底筋群を収縮させる knack（ナック）を習得することで，症状の軽減が期待できる。

3-4. 更年期男性

排尿力の衰えを感じ始めるため，骨盤底筋群をしっかり働かせるよう指示したい。頻尿の対策として膀胱訓練を合わせておこなう。また，勃起力の低下には心理的な影響が大きいが，骨盤底筋群のかかわりも指摘されており，骨盤底筋トレーニングの導入とともに，骨盤位の調整運動や股関節周辺の柔軟性を高めるとよい。

3-5. 高齢期

男女ともに失禁，頻尿，身体機能の低下が現れる。女性では骨盤臓器脱，男性では前立腺肥大が増加する。基礎疾患，服薬や生活習慣，体力低下も症状にかかわるため，基本の骨盤底筋運動と体力低下防止のための全身運動を合わせておこなう。特に，下肢筋力と股関節可動の運動を欠かさない。

骨盤底筋トレーニングは意識しにくい運動であり，効果を実感しにくいからこそ，温かい寄り添いと適切な生活習慣で QoL の保持をサポートすることが肝要である。情報を共有する場づくり（0次予防），啓発と予防運動（1次予防）と，隠れたハイリスク者の早期発見と適切な治療に繋げるための地域医療連携（2次予防）から，保存療法，ポストリハビリやフレイル対策運動の継続（3次予防）へと，地域で多職種が連携し包括的で切れ目のない支援が望まれる。

【引用文献】

1) 日本排尿機能学会 / 日本泌尿器科学会 編：8 治療 1 行動療法．In: 女性下部尿路症状診療ガイドライン［第 2 版］，リッチヒルメディカル，東京，pp. 122-138, 2019.
2) 辻野和美：フィットネスとしての骨盤底筋トレーニング―骨盤底フレイルの隠れハイリスク者に切れ目のない支援を―．介護予防・健康づくり，8: 14-18, 2021.
3) 辻野和美，大高千明，中田大貴，ほか：骨盤臓器脱の予防・改善にむけた骨盤底筋エクササイズ―女性のライフステージと生活行動の視点から―．体力科学，71(3): 271-278, 2022. doi: 0.7600/jspfsm.71.271

第14章
地域在住高齢者における
介護予防フィットネス

串間 敦郎

65歳以上の高齢者人口が全人口に占める割合が7%を超えると「高齢化社会」，14%を超えると「高齢社会」，21%を超えると「超高齢社会」と呼ばれる。日本は既に2007年に超高齢社会に突入し，2025年には30%，2060年には40%に達すると予測されている[1]（2023年9月15日現在で29.1%[2]）。日本は世界で最初に超高齢社会を迎えており，前例のない中でこれに対処するために様々な施策を展開している。

その中でも重要な事業が，介護予防事業である。地域における介護予防事業は，高齢者が健康的で自立した生活を送るために，身体機能の維持や向上を支援し，健康寿命の延伸を図ることを目的としている。また，要介護状態の発生を遅らせることや軽減を目指すことで，社会的・経済的な負担を軽減することも重要な目標とされている。

地域の高齢者が健康的に活動し，社会参加を続けることで，地域全体の活力と結びついた連帯感が醸成され，地域社会の活性化に寄与する。また，健康な高齢者が増えることで，医療負担が軽減され，医療・介護資源の効率的な活用が可能となる。これにより，個人や社会の経済的負担も減少することが期待される。

しかしながら，高齢者人口の割合の増加は今後も続く見込みのため，介護予防事業の推進は不可欠な取り組みといえる。少子高齢社会において，社会全体の持続可能性を確保するためにも，効果的かつ積極的な取り組みが求められる。

1. 高齢者の運動効果と事故防止

「老化は脚から」と言われるように，筋量の低下は30～40歳台から始まり，下肢は上肢よりも減少率が大きく[3]，歩行能力の低下は，加齢に伴う下肢筋量の減少に起因する[4]。ヒトは生理学の基本原理「ルーの法則」に従い，身体（筋肉）の機能は適度に使うと発達し，使わなければ萎縮（退化）するが，過度に使えば障害を起こす。後期高齢期でも筋力向上のトレーナビリティ（トレーニングによる向上可能性）はあるので，80歳台でも筋量の回復や筋力の向上は起きる。

著者が主催した介護予防フィットネス教室では，教室終了時に疼痛等（肩こり，腰痛，膝痛）

表1	高齢者が運動する際の一般的な留意点

1. 体力の個人差が大きいため，可能なら個別に，グループの場合は体力の低い人に対応した運動処方をおこなう。

2. 環境の変化に適応しにくいため，運動に慣れるまでは運動量や強度は低く設定する。

3. 呼吸を止めることで，血圧の上昇が起こるため，運動時に声を出してカウントするなど呼吸を止めないようにする。

4. けがの予防，事故防止，疲労回復のために，運動前後の準備運動・整理運動，ストレッチはしっかりおこなう。

5. 疲労や痛みなどに注意し，運動時だけでなくその後の経過（数日後まで）に注意を払う。

6. 継続的に運動後に筋疲労や痛みが出るようであれば，運動プログラムの種目や強度を検討する。

7. **次のような時は運動をおこなわない**：食欲不振，睡眠不足，疲労感，胸が締め付けられる時，動悸を感じる時，空腹時や食後すぐ，血圧が高い時（収縮期：180 mmHg，拡張期：110 mmHg），安静時の心拍数が高い時（100 拍 / 分）

の改善例を多くの参加者で観察した。疼痛等の緩和には，以下のような要素が関与していると考えられる。

1) 筋力と柔軟性の向上：筋力の向上により関節や周囲の組織を支える筋肉が強化され，柔軟性の向上により関節の可動域が広がり，身体への負担が分散される。

2) 姿勢改善：正しい姿勢は身体への負担を均等に分散し，関節や筋肉にかかるストレスが軽減される。

3) 血液循環の促進：運動によって血液循環が促進されることで，酸素や栄養素の供給が高まり，同時に老廃物や炎症物質の排出が高まる。関節や筋肉の修復・再生が増進され，痛みや不快感の軽減に寄与する。

4) ストレス軽減：運動はストレス軽減に寄与し，心身のリラクセーションを促す。ストレスや不安が軽減されると，痛みへの感じ方も変化する。

なお，突発的な事故が運動時に起こりうるため，それを未然に防ぐための留意点を表1に示す。

2. 介護予防事業の地域での実践のために

　介護予防は，要介護状態の発生をできる限り防ぐ（遅らせる）こと，そして要介護状態にあってもその悪化をできる限り遅延させること，さらには軽減を目指すことと定義される[5]。要介護者を社会全体で支える目的で制定された介護保険法は，平成18（2005）年に，「介護予防」重視型のシステムの確立を目指すために改正された。その経緯は，軽度の認定者（要支援，要介護1）が大幅に増加したことに加えて，軽度者の原因疾患の約半数は身体を動かさないことによる心身の機能低下にあった。軽度者は適切な支援を受けることにより「状態の維持・改善」が期待され，軽度認定者になる人の数を減らすことが期待される。

　2014年の介護保険法改正によりスタートした介護予防・日常生活支援総合事業は，地域の支えあい体制づくりを推進し，要支援者等に対する効果的かつ効率的な支援等を可能とすることを目

指している。実施主体となる市町村には，地域の実情に応じて，住民等の多様な主体が参画し，多様なサービスを充実させていくことが求められている。できるだけ多くの住民を巻き込んだ予防事業として発展させていくためには，以下のアプローチが肝要と考える。

1) ニーズの把握：質問紙調査やヒアリングを通じて，住民の関心や要望を収集する。
2) コミュニケーションの充実：地域のイベントや集会などを通じて対話や意見交換の場を設け，住民とのコミュニケーションを促進する。
3) バリアフリーな環境づくり：場所や時間の柔軟性を持たせ，参加のハードルを下げる。
4) 多様なプログラムの提供：住民が興味や関心を持てる多様なプログラムを提供する。
5) 協力体制の強化：地域の団体や施設，ボランティア（サポーター，リーダー）との協力関係を築く。
6) 効果の可視化と情報発信：予防事業効果を可視化し，成功事例や参加者の声を公表する。

以上のポイントを考慮しながら，地域のニーズや資源を最大限に活用し，住民の参加を促す予防事業を展開していくことが重要である。

3. 通いの場としての介護予防教室の運営（自治体の実践例）

宮崎市では2000年から介護予防事業として，「健幸運動教室」を開催している（図1）。

現在，市が養成した「健幸運動指導員」と「サポートナース」（看護師）を派遣し，地域在住の高齢者が自主的に介護予防活動に取り組めるよう支援している。著者ら（宮崎県立看護大学グループ）へは運動プログラム開発の依頼があり，3年の歳月をかけて制作に取り組んだ。このプログラムは，転倒予防（運動強度別3種類），認知症予防，ウォーキング向上，生活機能向上，口腔ケア等の11種類のメニューから構成されている。2011年からは，完成した「宮崎いきいき健幸体操」（図2）をすべての教室で導入している。なお，宮崎市では定期的に次の手順で養成講座をおこなっている。

【指導員養成講座】
①指導員希望者は資格や経験の有無を問わず，一般市民から募集。
②養成講座は全4日間で，「いきいき健幸体操」の実技指導，運動・栄養・口腔・認知症に関する講義と実習。
③実際に健幸運動教室の現地に出向いての実践研修。
④最終的に市側との面談をおこない，活動希望者に対する活動依頼。

そして運動指導員は，健幸運動教室において次の役割を担っている。

【指導員の役割】
①「宮崎いきいき健幸体操」を基本とした運動指導をおこなう。

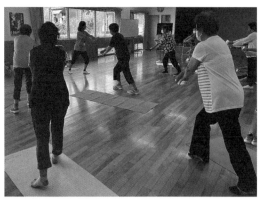

図1　宮崎市「いきいき健幸運動教室」の様子（地域型）

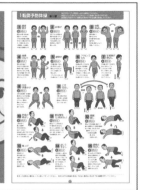

図2　宮崎市「いきいき健幸体操」のパンフレット

②市の主催する研修会に参加し，介護予防に関する知識の習得，運動指導スキルの維持向上に努め，市民に対し積極的に介護予防の重要性を啓発する。

③市民の主体的な介護予防活動の支援および助言の実施。

　サポートナースの養成講座は開講しておらず，事業に参画する看護師を募り，市との面談を経て委嘱している。その役割は看護師としての特性を活かし，次のことを担っている。

【サポートナースの役割】

①運動開始前の30分間で参加者の健康をチェックする。

②参加者に配付する『いきいき健幸カード』で，参加者自身が自宅で血圧測定をおこない，自身による健康管理を促す。

③教室での活動中に，参加者の健康状態に異常が生じた際や事故が発生した際の応急措置の対応。

④参加者の状況について，必要に応じて市に情報提供をおこない，適切な支援に繋げる。

　その他，教室の運営には運動指導員とサポートナースが両輪となって，参加者の見守りや応急措置，適切な支援をおこなうため，連携をとっている。

4. 高齢者の運動効果指標の測定

　図3は介護予防の効果判定のイメージである[6]。まず「基本チェックリスト」や「改訂日本版J-CHS基準」[7]を使用してスクリーニングをおこない，一般高齢者か要介護ハイリスク者かを判別する。ハイリスク者を要介護予備軍として教室で支援することは，要支援・要介護への移行の防止に役立つ。フレイルには身体的要素に加え，心理精神的要素と社会的要素が含まれるため，

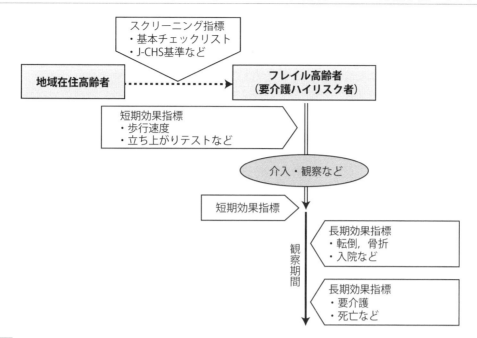

図3 　介護予防領域における効果判定のイメージ例（文献 6 より引用）

基本チェックリストのような包括的指標は，スクリーニングツールとして有用である [8]。

高齢者の機能的体力の介入効果については，次のような項目から判定できる。

1）　歩行速度：通常歩行速度と最大歩行速度の 2 種類がある。スクリーニングとしては通常速度を，効果判定には最大速度を用いる。歩行距離は 5 m，6 m 等があり，前後に予備区間を設け，速度と歩数を測定する。

2）　立ち上がり：下肢筋力の複合的指標。30 秒間立ち座りと 5 回立ち上がりがあり，前者は 30 秒間におこなえる立ち座り回数（筋持久力）を，後者は 5 回の立ち上がりに要する時間（素早さ）を測定する。

3）　timed up and go（TUG）：総合的体力や転倒リスクの指標として用いられている。椅子に深く座り，背筋を伸ばした状態からスタートし，無理のない速さで歩き，3 m 先の目印の外側から折り返し，元の着座姿勢にもどるまでの時間を測定する。

4）　ファンクショナルリーチ：バランス力と脚筋力，柔軟性の包括的指標。立位で腕を 90° 上げた状態で，できるだけ前方に手を伸ばしていき，指先の最大移動距離を測定する。

5）　開眼片脚立ち：バランス力の指標。目を開けたまま，両手を腰に当て，片脚を床から離した状態を続けられる秒数を測定する。

6）　筋力：握力計や筋力測定器（等速性または徒手筋力測定器）使用して，握力や膝伸展筋力を測定する。

以上に加えて，転倒,骨折,入院の有無や要介護認定,死亡など長期的にみたデータも必要であり，少なくとも 3 年以上の追跡期間を設けることが推奨される。

【引用文献】

1) 長寿科学振興財団：健康長寿ネット　日本の超高齢社会の特徴. 2019.
https://www.tyojyu.or.jp/net/kenkou-tyoju/tyojyu-shakai/nihon.html（2023 年 8 月 10 日アクセス）

2) 総務省統計局：統計からみた我が国の高齢者－「敬老の日」にちなんで－. 2023.
https://www.stat.go.jp/data/topics/topi1380.html（2023 年 10 月 9 日アクセス）

3) 谷本芳美，渡辺美鈴，河野　令，ほか：日本人筋肉量の加齢による特徴. 日本老年医学会雑誌，47: 52-57,
2010.

4) 金　俊東，久野譜也，相馬りか，ほか：加齢による下肢筋量の低下が歩行能力に及ぼす影響. 体力科学，49:
589-596，2000.

5) 厚生労働省：介護予防マニュアル（改訂版：平成 24 年 3 月）について. 2012.
https://www.mhlw.go.jp/topics/2009/05/tp0501-1.html（2023 年 3 月 30 日アクセス）

6) 山田　実：介護予防（フレイル対策）に対する評価・効果判定のアウトカム. 理学療法学，47(5): 499-504,
2020.

7) Satake S, Arai H: The revised Japanese version of the Cardiovascular Health Study criteria (revised J-CHS criteria).
Geriatr Gerontol Int, 20: 992-993, 2020.

8) Satake S, Senda K, Hong Y, et al.: Validity of the Kihon Checklist for assessing frailty status. Geriatr Gerontol Int,
16: 709-715, 2016.

第15章
フレイルの概念とフレイル対策の実際

清野 諭

　フレイルとは，老年医学で用いられている frailty の日本語訳である。従来，frailty の日本語訳には「虚弱」という言葉が用いられてきた。しかし，近年の frailty の概念には，適切な運動や食習慣によって改善を図れるという "可逆性" が内包され，「虚弱」や「衰弱」「脆弱」という訳語は不適当と考えられるようになった。また，frailty の重要性を広く国民に周知するため，2014 年 5 月に，日本老年医学会は frailty の日本語訳として「フレイル」を使用することを声明した。

　フレイルの概念的定義には時代変遷があるが，いずれの定義においてもフレイル状態は要介護の前段階，もしくは健常と要介護の中間的段階として捉えられている（図 1）。

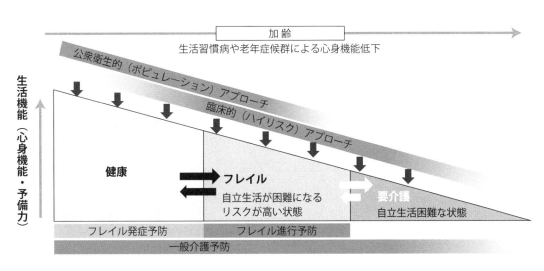

図1　フレイルの概念的定義とポピュレーション・ハイリスクアプローチの整理（文献 1 の図をもとに北村，新開，藤原らが順次改訂し作図）

フレイルとは「筋力，持久力，生理機能の減衰を特徴とする複数要因からなる症候群で，身体的障害や死亡に対する脆弱性が増大した状態」として学術的には概ね一致した見解が得られている。

1. なぜフレイル対策が重要なのか

　高齢者 2,675 名を 10 年間にわたり繰り返し測定したデータ（図2）[2]によると，生活機能の加齢変化パターンは，A）65 歳時点ですでにフレイル状態であるパターン，B）65 歳時点では生活機能が高いが，以降急速に低下して 75 歳頃にフレイルにいたるパターン，C）80 歳を過ぎてから徐々に生活機能が低下し始め，85 歳以降にフレイルにいたるパターン，D）高齢期を通して生活機能が保たれ，90 歳になってもフレイルにならないパターン，の 4 つに大別される。このデータからは，約 6 割に相当する高齢者が，加齢に伴ってフレイル状態を経るということが示唆される。

　また，高齢者健診受診者 1,214 名を平均 8 年間追跡した研究[3]では，要介護発生・全死亡に対するフレイルの影響度が示されている（図3）。このハザード比[注1]の結果は，例えば，脳卒中既往のない群と比較して，脳卒中既往がある群では，8 年間の要介護発生リスクが 2.0 倍であることを示している。一方，集団寄与危険割合[注2]の結果は，脳卒中を仮にすべて予防できたとしても，要介護発生はその集団の 6% の低減に留まることを意味する。つまり，フレイルあり群では，なし群に比べて要介護発生リスクが 2.1 倍，死亡リスクが 2.4 倍，それぞれ高いものの，フレイルおよびその予備群に陥ることを予防できれば，その集団における 8 年間の要介護発生は 29%，死亡は 37%，それぞれ低減することが示唆されている。

　これらのデータは，後期高齢者の多くがフレイルを経るという "該当率の高さ" と，個人・集団における "健康余命への影響度の大きさ" を示唆するものである。したがって，人生 100 年時代の到来が目前にせまるわが国では，生活習慣病対策だけでなく，生活機能の維持・向上を図るフレイル対策も両輪で進めていく必要がある。

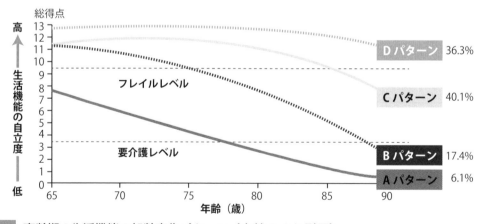

図3　高齢期の生活機能の加齢変化パターン（文献 2 より引用）
高齢期の生活機能の加齢変化パターンは，A：65 歳時点ですでにフレイルになっているパターン，B：65 歳時点では生活機能が高いが，以後急速に低下して 75 歳頃にフレイルになるパターン，C：80 歳を過ぎて徐々に生活機能が低下し始め，85 歳以降にフレイルになるパターン，D：高齢期を通して生活機能が保たれ，90 歳になってもフレイルにならないパターン，の 4 つに類型化される。

注1）**ハザード比**：その因子を有する人では，有しない人に比べて，イベント（ここでは要介護，死亡）が何倍発生しやすいかを表す指標。
注2）**集団寄与危険割合**：その因子を取り除くことにより，集団全体のイベント（ここでは要介護，死亡）が何割減少するのかを表す指標。

	要介護発生（要支援以上）		全死亡	
	ハザード比	集団寄与危険割合	ハザード比	集団寄与危険割合
糖尿病	1.2	—	1.4	5%
肥満	1.3	6%	0.9	—
やせ	1.2	—	1.4*	6%
腎機能低下	1.2	6%	1.2	—
貧血	1.2	—	1.8**	7%
低アルブミン血症	1.4	—	1.7*	3%
喫煙	1.2	—	1.7***	11%
脳卒中既往	2.0***	6%	1.2	—
認知機能低下	1.5**	5%	1.6*	6%
フレイル	2.1***	12%	2.4***	13%
フレイル予備群	1.4**	17%	1.7**	24%

図3　高齢者の要介護発生・死亡への影響因子の比較　（文献 3 より作図）

2002 ～ 2011 年の 65 歳以上の健診受診者 1,214 人を平均 8.1 年追跡。要介護 372 例, 死亡 275 例であった。色付き文字は統計学的に有意であることを示す。

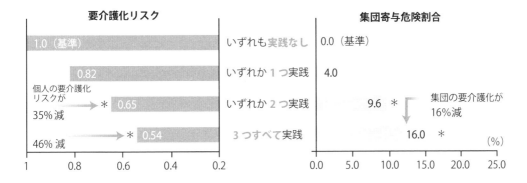

図4　身体活動・食品摂取・社会交流の充足数と要介護化リスク（文献 5 より引用）

充足数とは, ①身体活動：週 150 分以上の中高強度身体活動, ②食品摂取：多様な食品摂取, ③社会交流：週 1 回以上の対面／非対面交流, の 3 つを指す。年齢, 性, 独居, 婚姻状態, 教育歴, 等価所得, 体格, 座位時間, 既往歴, 飲酒, 喫煙, 抑うつ, 腰痛, 膝痛, 手段的日常生活動作障害の有無による影響を統計学的に調整。＊：統計学的に有意。

2. フレイル対策の理論

　フレイルは多面的であり, その重要なリスク因子は, 加齢以外では低体力（特に筋力）, 低栄養, 低口腔機能, 社会とのつながりの稀薄性に集約される[4]。加えて, 喫煙や高血圧, 抑うつなども独立したリスク因子となる[4]。

　高齢者 7,822 名を対象とした縦断研究[5]では, ①週 150 分以上の中高強度身体活動, ②多様な食品摂取, ③週 1 回以上の対面／非対面交流の充足数が増えるほど, 要介護化リスクが低減する

という量反応関係^{注3）}が明示されている（図 4 左）。また，高齢者全員（3 つすべての健康行動をすでに実践している者を除く）が 3 つすべての健康行動を充足した場合，その集団における 3.6 年間の要介護化は 16 ％ 減少することが示唆されている（図 4 右）。

　高齢者 77 名を対象とした 6 ヵ月間のランダム化クロスオーバー比較試験^{注4）}では，レジスタンス運動，栄養教育，心理・社会プログラムからなる複合介入が，フレイルおよび機能的健康度（身体・栄養・心理・社会機能）に及ぼす効果を検証している [6]。介入群には，毎回 60 分間のレジスタンス運動プログラムと，30 分間の栄養または社会参加プログラムが交互に提供された（1 回あたり合計 100 分，週 2 回，3 ヵ月間）。その結果，対照群と比較して，介入群では 3 ヵ月後にフレイル該当率が 23.4 ポイント有意に低減し，身体面では移動能力が，心理・社会面では抑うつ得点が，栄養面では食品摂取多様性得点が，それぞれ有意に改善した。また，クロスオーバー後も同様の効果が確認された。

　これら一連の研究結果を踏まえると，フレイルの予防や改善を図るには，①習慣的な運動実践，②たんぱく質を中心とした多様な食品摂取，③他者との交流促進や心理・社会的支援を組み合わせることが効果的といえる。

3. フレイル対策の実際

3-1. 運動

　世界保健機関（WHO）が 2020 年に公表した「身体活動・座位行動ガイドライン 2020」[7] では，成人（18 ～ 64 歳）／高齢者（65 歳以上）を問わず，少なくとも週に 150 ～ 300 分の中強度身体活動，または週に 75 ～ 150 分の高強度身体活動，あるいはそれらを組み合わせて実践することが推奨されている。ここでの中強度とは普通歩行以上の強度に相当する。また，高強度とは，ゆっくりとしたジョギング以上の強度に相当する。フレイル高齢者を対象としたアンブレラ・レビュー^{注5）}では，レジスタンス運動を必須とし，これに有酸素運動やバランス運動，柔軟性運動を組み合わせることが推奨されている [8]。具体的な運動プログラムについては PART 4 に委ねることとし，以下に各運動種目のポイントを概説する。

3-1-1. レジスタンス運動

　レジスタンス運動とは，筋肉に負荷（抵抗：resistance）をかける動作を繰り返す運動を指す。ダンベルやウエイト，マシンなどを利用する方法もあるが，高齢者が安全かつ手軽に実践できるレジスタンス運動として，自体重による負荷を中心とし，ゴム製のチューブやバンド，ピラティスボールなどで抵抗を調節する方法がある。

注3）量反応関係：原因となる要因（容量）の程度や変化と，生じる結果や効果（反応）との関係性。

注4）ランダム化クロスオーバー比較試験：研究の対象者をランダム（無作為）にグループに分け，介入効果を比較する研究デザインをランダム化比較試験という。一定期間後にグループを入れ替える手法をクロスオーバーデザインという。

注5）アンブレラ・レビュー：偏りが出ないように，特定のキーワードを設定し，既存の文献を系統的に精査する研究手法をシステマティック・レビューという。複数のシステマティック・レビューやメタ解析の結果をさらにまとめて精査する手法をアンブレラ・レビューという。

習慣的なレジスタンス運動は，高齢者においても筋力や筋パワーを顕著に増大させる。一方，レジスタンス運動単独による筋量増大効果については，必ずしも一貫したエビデンスがあるわけではない [9]。フレイル高齢者を対象とした研究 [10, 11] では，レジスタンス運動の実践によって，筋力や筋量，歩行速度，姿勢の安定性などの有意な向上が確認されている。これらの研究では，最大負荷量の概ね 30 〜 70% の強度で 6 〜 15 回，週 2 〜 3 日，1 日あたり 1 〜 3 セットというレジスタンス運動プログラムが採用されている。WHO の身体活動ガイドライン [7] においても，中強度以上のレジスタンス運動を週に 2 日以上実践することが推奨されている。

3-1-2. 有酸素運動

有酸素運動とは，全身の多くの筋肉を使って，リズミカルな動きを一定時間持続させるような運動を指す。代表的な有酸素運動として，散歩やウォーキング，ジョギング，自転車運動，ダンス，エアロビクス，水泳などがある。習慣的な有酸素運動は，全身持久性体力を高めるだけでなく，心臓・血管系機能（安静時心拍数・血圧・中性脂肪の低下や HDL コレステロールの増加など），代謝（血糖コントロールの強化，運動中の脂質の優先利用など）にも好ましい適応を生みやすい。

年代を問わず，最も気軽にできる有酸素運動がウォーキングである。高齢者向けの各種身体活動ガイドラインの推奨量を歩数に換算すると，概ね 1 日 6,000 歩以上に相当する。最近の研究 [12] では，60 歳以上の場合，総死亡リスクが 1 日 6,000 〜 8,000 歩までは大きく低減し，それ以上の歩数においても微減することが示されている。このような推奨量を満たさない場合でも健康効果は期待できるため，はじめは，現状よりも 10 分多く歩く " プラス・テン " を意識してみるとよい。

3-1-3. 柔軟性運動

柔軟性とは，筋肉や腱が伸びる能力のことで，筋の柔らかさやしなやかさ，関節の曲げやすさや伸ばしやすさを表す。柔軟性は，関節の可動域（筋肉や腱の柔らかさ）を表す静的柔軟性と，動作中の可動域や動きのスムーズさを表す動的柔軟性とに大別される。関節痛予防や健康の維持・増進には，静的柔軟性を保持・増進することが特に重要である。

多くのガイドラインでは，最低 10 分以上のストレッチや柔軟性運動を週 2 日以上実践することが推奨されている。筋肉などの軟組織とは異なり，関節には血管が乏しく，関節液が循環することで栄養が運ばれる。したがって，身体を動かさないでいると，この関節液の循環が滞ってしまう。関節をより良い状態に保つには，痛みの出ない範囲で適度に動かすことも必要である。

3-2. 栄養

フレイル対策に限らず，高齢期では，不足しがちなたんぱく質を中心として，多様な食品を摂取することが重要視されている。図 5 には，毎日摂取したい 10 の食品群を示している [13]。この 10 の食品群は，たんぱく質を含む①肉類，②魚介類，③卵，④牛乳・乳製品，⑤大豆・大豆製品と，ビタミンやミネラル，食物繊維を含む⑥緑黄色野菜，⑦海藻，⑧果物，⑨いも類，そして⑩油脂類から構成されている [14]。

従来の健康づくりのための食生活指針では，「1 日 30 品目」が目標として示されてきた。しかし，

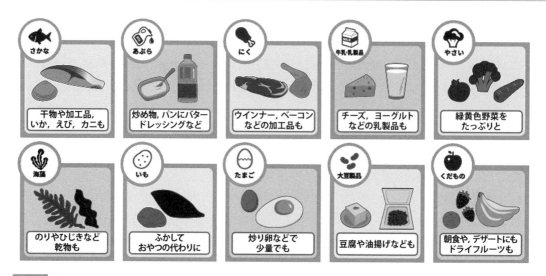

図5　毎日摂取したい 10 の食品群（文献 13 より引用）

上の 10 の食品群から 1 群で 1 点。毎日 7 点以上を目標にする。合言葉は「さあにぎやか（に）いただく」
（10 の食品群の頭文字をとったもので，ロコモチャレンジ！　推進協議会が考案した合言葉）

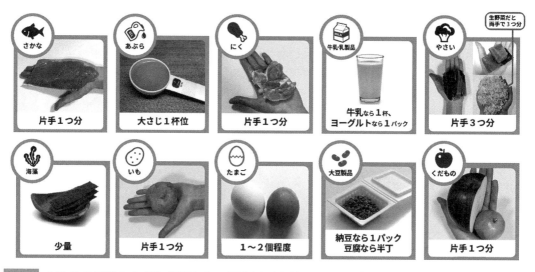

図6　10 の食品群の 1 日に摂取したい目安量（文献 13 より引用）

「何を食べるか」に加えて，「どれだけ食べるか」を意識する。計量器具がなくても「手のひら」を使うことで，
自分の体格に合った目安量を知ることができる。

30 品目を摂取している人の多くがエネルギーや脂質，たんぱく質等を過剰摂取していることも示
され，2000 年に改定された指針ではこの目標が削除された経緯がある。食品目を食品群として考
えることによって，栄養素特性の重複の多くを避けることができる。この 10 食品群の考え方は，
従来から栄養指導で用いられてきた三色食品群（赤：身体をつくるもとになる，緑：身体の調子
を整えるもとになる，黄：エネルギーのもとになる）と 6 つの基礎食品（三色食品群をさらに分
類したもの）が基盤となっており，高齢者だけでなく全世代の食育等に活用することができる。

3-2-1. ステップ 1 : 毎日 7 点以上を目指す

　図 5 の食品群のうち，少量でも食べた食品群を 1 点と数える。生活機能や筋量・体力の維持には，この 10 の食品群の中から，1 日 7 点以上摂取することが目安となる。この 10 の食品群はおかずや汁物を構成する食品から選ばれており，米やパン，麺類などの主食は含まれていない（食べることが前提となっている）。自身で 7 点を目指すのが難しい場合は，市販の惣菜や缶詰，配食サービス等も上手に活用するとよい。

3-2-2. ステップ 2 : 1 日の目安量を知る

　1 日 7 点以上を達成できるようになったら，次のステップとして，1 日の摂取量の目安を確認してみるとよい。図 6 には，フレイル予防の観点から，1 日に摂取したい 10 の食品群それぞれの目安量が示されている。肉類，魚介類，いも，果物は，片手におさまる量が目安である。野菜は片手 3 つ分で，生野菜の場合は両手 3 つ分を目安にする。海藻は少量，卵は 1 ～ 2 個程度，大豆製品は納豆なら 1 パック，豆腐なら半丁，牛乳・乳製品は牛乳ならコップ 1 杯，ヨーグルトなら 1 パック程度が目安となる。油は大さじ 1 杯程度である。

　ここで示している量は，あくまでも目安量である。性別や年齢によっても適量は異なるため，あまり厳密になりすぎないことも必要である。また，どうしても食べられないものがある場合や医師や管理栄養士からの指示がある場合には，無理に摂取する必要はない。

3-3. 社会参加

　驚くべきことに，約 31 万人のデータをメタ解析[注6]した研究[15]では，社会的つながりの種類や量が多いことが，既知の予防習慣（タバコを吸わない，アルコールを飲みすぎない，運動する，太りすぎない）よりも強く長寿に影響していたことが報告されている。また，多くの先行研究では，運動や食事，趣味活動を個人のみで実践するよりも，グループで実践するほうが身体活動量の充足や精神的健康の保持，そして介護予防効果を高めることが示されている。こうした根拠から，住民主体による通いの場の取り組みは，今や介護予防・フレイル予防における重要政策として位置づけられている。

3-3-1. 通いの場の効果

　通いの場とは，「高齢者をはじめとした地域住民が，他者とのつながりの中で主体的に取り組む，介護予防やフレイル予防に資する月 1 回以上の多様な活動の場・機会」と定義される[16]。地域に目を向けると，運動に限らず，「学ぶ」「働く」「集う」「趣味」「地域貢献」など，様々なタイプの通いの場がある。このような通いの場の参加者では，非参加者と比べて，フレイル発生（−35%）[17]や要介護化（−47%）[18]のリスクが大きく低減することが明らかになっている。こうした健康利益は，通いの場の参加者だけでなく，担い手側にももたらされる。また，地域内に通いの場が増えることにより，地域全体のソーシャル・キャピタルの醸成にもつながるため，通いの場の推進は "三方よし" の取り組みといえる。

注6）**メタ解析**：複数の研究結果を統合し，より信頼性の高い結果を求める解析手法。

3-3-2. 通いの場におけるフレイル予防機能の強化

　地域ぐるみでフレイル予防を推進するために応用可能な戦略の１つとして，"Health in All Policies" があげられる。これは，人々の健康増進と健康格差縮小のために多部門が連携し，すべての分野の政策に健康への配慮を含めるという政策的手法である。これを踏まえれば，通いの場などをはじめとする社会環境にフレイル予防に資する内容を無理なく付加するという視点も必要である。

　2020 年度から施行された「高齢者の保健事業と介護予防の一体的実施」では，フレイル対策が健康寿命延伸や要介護化予防の重要なターゲットとして位置づけられている。この具体策のひとつとして，医療専門職（保健師，管理栄養士，歯科衛生士，理学療法士，作業療法士，言語聴覚士など）が高齢者の個別的支援や通いの場等にも積極的に関与することが求められている。また，通所や訪問，地域ケア会議，介護予防サービス担当者会議，通いの場等へのリハ専門職の関与を促進する「地域リハビリテーション活動支援事業」は，国の一般介護予防事業の柱の１つでもある。医療専門職が，通いの場等で簡単に実践できるレジスタンス運動や食習慣チェック，口腔体操等の指導スキルを身につけておくことで，地域においても活躍の場が大きく広がると考えられる。

【引用文献】

1) 葛谷雅文：老年医学における Sarcopenia & Frailty の重要性．日本老年医学会雑誌，46: 279-285, 2009.
2) Taniguchi Y, Kitamura A, Nofuji Y, et al.: Association of trajectories of higher-level functional capacity with mortality and medical and long-term care costs among community-dwelling older Japanese. J Gerontol A Biol Sci Med Sci, 74: 211-218, 2019.
3) 北村明彦，清野　諭，谷口　優，ほか：高齢者の自立喪失に及ぼす生活習慣病，機能的健康の関連因子の影響：草津町研究．日本公衛誌，67: 134-145, 2020.
4) Shinkai S, Yoshida H, Taniguchi Y, et al.: Public health approach to preventing frailty in the community and its effect on healthy aging in Japan. Geriatr Gerontol Int, 16 Suppl 1: 87-97, 2016.
5) Seino S, Nofuji Y, Yokoyama Y, et al.: Combined impacts of physical activity, dietary variety, and social interaction on incident functional disability in older Japanese adults. J Epidemiol, 5; 33(7): 350-359, 2023. doi: 10.2188/jea. JE20210392.
6) Seino S, Nishi M, Murayama H, et al.: Effects of a multifactorial intervention comprising resistance exercise, nutritional and psychosocial programs on frailty and fucntional health in community-dwelling older adults: a randomized, controlled, cross-over trial. Geriatr Gerontol Int, 17: 2034-2045, 2017.
7) World Health Organization: WHO guidelines on physical activity and sedentary behaviour. 2020.
https://apps.who.int/iris/rest/bitstreams/1315866/retrieve （2023 年 10 月 10 日アクセス）
8) Jadczak AD, Makwana N, Luscombe-Marsh N, et al.: Effectiveness of exercise interventions on physical function in community-dwelling frail older people: an umbrella review of systematic reviews. JBI Database System Rev Implement Rep, 3: 752-775, 2018.
9) Bao W, Sun Y, Zhang T, et al.: Exercise programs for muscle mass, muscle strength and physical performance in older adults with sarcopenia: a systematic review and meta-analysis. Aging Dis, 11: 863-873, 2020.
10) Lopez P, Pinto RS, Radaelli R, et al.: Benefits of resistance training in physically frail elderly: a systematic review. Aging Clin Exp Res, 30: 889-899, 2018.
11) Talar K, Hernandez-Belmonte A, Vetrovsky T, et al.: Benefits of resistance training in early and late stages of frailty and sarcopenia: a systematic review and meta-analysis of randomized controlled studies. J Clin Med, 10:1630, 2021.
12) Paluch AE, Bajpai S, Bassett DR, et al.: Daily steps and all-cause mortality: a meta-analysis of 15 international

cohorts. Lancet Public Health, 7: e219-e228, 2022.

13) 東京都健康長寿医療センター研究所 社会参加と地域保健研究チーム：地域で取り組む！　フレイル予防スタートブック．2020.

14) 熊谷　修，渡辺修一郎，柴田　博，ほか：地域在宅高齢者における食品摂取の多様性と高次生活機能低下の関連．日本公衛誌，50: 360-367, 2003.

15) Holt-Lunstad J, Smith TB, Layton JB: Social relationships and mortality risk: a meta-analytic review. PLoS Med, 7: e1000316, 2010.

16) 植田拓也，倉岡正高，清野　諭，ほか：介護予防に資する「通いの場」の概念・類型および類型の活用方法の提案．日本公衛誌，69: 497-504, 2022.

17) 野藤　悠，清野　諭，村山洋史，ほか：兵庫県養父市におけるシルバー人材センターを機軸としたフレイル予防施策のプロセス評価およびアウトカム評価．日本公衛誌，66: 560-573, 2019.

18) Nofuji Y, Seino S, Abe T, et al.: Effects of community-based frailty-preventing intervention on all-cause and cause-specific functional disability in older adults living in rural Japan: a propensity score analysis. Prev Med, 169: 107449, 2023. doi: 10.1016/j.ypmed.2023.107449.

第16章
サルコペニア対策
Ⅰ. 体力維持の原理とサルコペニア対策

　身体の老化とともに筋肉および骨では次のような変化がみられる。まず，骨格筋においては，老化に基づく運動量の減少や食事摂取量の減少により，廃用性筋萎縮が生じる。これは筋線維のそれぞれが細くなった状態のものから，進行すると筋線維数の減少にまでいたるサルコペニアが大きな問題となっている。一方，骨においては老化とともに骨塩が減少し，骨の実質組織が格子状に減少して，脆く，骨折しやすくなる骨粗しょう症を起こす。本章では，この筋肉と骨にかかわる栄養としてのカルシウム，アミノ酸，さらに身体の水分の変化に注目して生理学的な特徴について述べ，後半では，サルコペニアの栄養管理について解説する。

1. 生理機能に深く関与するカルシウム

　筋肉の収縮に欠かせない要素としてカルシウムイオンがあげられる。まず神経の刺激が筋肉に到達すると，さらに刺激は筋小胞体に伝えられる。そこで筋小胞体の内部に保存されていたカルシウムイオンが放出される。その結果，筋原線維においてアデノシン三リン酸（adenosine triphosphate：ATP）およびマグネシウムイオンの存在下に，筋線維を構成しているアクチンとミオシン（アクトミオシン）がそれぞれの間隙にすべり込み，筋収縮が完遂する。アクチンおよびミオシンのフィラメント長は変化することなく位置の変化のみで筋線維の全長が変化する。逆に弛緩は筋小胞体にカルシウムイオンが再吸着されることでなされる。このように，カルシウムイオンは筋線維の収縮機序には不可欠なものであり，局所のカルシウムの不足は筋活動の障害の原因ともなりうる。

2. カルシウムの貯蔵と動員

　全身の骨格には骨塩（ヒドロキシアパタイトのリン酸塩）の形で1kg（単位に注意）のカルシウムが貯蔵されている。一方，日本人の食事摂取基準によると，1日あたりのカルシウムの推奨

量は成人女性で約 600 mg とされる。さらに，妊娠，授乳等により，通常時と比較して多く必要となる可能性がある。なお，食事中のカルシウムは必要な量が吸収され，他は尿および糞便によって排泄される。

　骨形成に使用されるカルシウムは単体量に換算して 1 日あたり約 500 mg であり，通常では骨からも約 500 mg のカルシウムが血液中に放出されている。このようにして血液中のカルシウムは，生理学的な問題がなければ動的平衡状態を保ち，同じ濃度に維持されている。もしカルシウム摂取量が減少すれば，骨からのカルシウム溶出量が増加し，結果的に骨に蓄積されていたカルシウム量が減少するので，この点については十分な配慮が必要である。

3. イオン化したカルシウムの多彩な働き

　生体におけるカルシウム（通常はカルシウムイオンとして）の働きは多彩であり，前述した骨格筋の収縮にかかわるだけでなく，心臓および平滑筋への作用，神経筋伝達，ホルモン分泌，血液凝固など多くのミクロプロセスで重要な役割を担っている。しかしながら，骨格筋においてはカルシウムイオンの維持が困難とされるケースが存在する。例えば，事故あるいは疾病等で骨格筋の活動が抑制されると，ただちに骨格筋よりカルシウムイオンの喪失が始まり，これが起点となって筋萎縮や溶解が始まる。この現象は老化の有無にかかわらず起こる。

　イオンの形でのカルシウムは血液中には約 5 mg/dL の濃度でしか存在せず，血漿中の総量は 350 mg 程度といわれる。本来，マクロミネラルの中でもカルシウムイオンの水に対する溶解性はナトリウムイオン等と比べて低いため，微少濃度で効果が現れる生理活性を持つにいたったと考えられる。したがって，体液中のカルシウムイオン濃度は適正に保つ必要がある。

4. 骨のリモデリングと末梢カルシウムイオン濃度

　身体は成長に伴い，常に再構築されている。骨は 1 日で約 1 g が入れ替わり，3 〜 5 年程度ですべての骨が入れ替わることになる。徐々に古い骨を分解し，その部位に新しい骨を形成することを連続的に繰り返している。このような骨の新陳代謝を骨のリモデリング（骨の代謝）という。骨のリモデリングには，破骨細胞と骨芽細胞という 2 種の細胞が相反的な働きをする。破骨細胞は古くなり，機能の低下した骨の部位に密着して，骨を溶解する（骨吸収）。骨が溶解された部位には，骨芽細胞がたんぱく質，カルシウム，リンなどの骨の成分を分泌しながら，新しい骨を形成する（骨形成）。破骨細胞と骨芽細胞は両者が適正に機能することで，骨の正常な強度を得ることができるが，これには大きく 2 つのホルモンが関与している。骨吸収および骨形成という作用で対比すると，副甲状腺ホルモン（パラトルモン，あるいは上皮小体ホルモンとも称する）は骨吸収を増加し，カルシトニンは血中カルシウムイオン濃度を下げ，骨吸収が増加するように働く。

　副甲状腺ホルモンは副甲状腺から分泌され，局所の骨吸収を促進するだけでなく，腎尿細管でのカルシウムイオン再吸収を促進する。また活性型ビタミンＤの生成を促進し，カルシウムイオンの血中濃度を増加する。一方，カルシトニンは甲状腺濾胞細胞から分泌し，骨吸収を抑制する

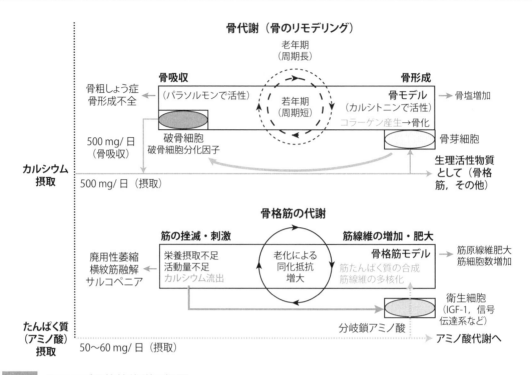

図1 骨および骨格筋代謝の概要

作用を有する。また，腎尿細管でのカルシウムイオンの再吸収を抑制し，カルシウムイオンの血中濃度を低下させる。

　なおビタミンDは，活性型ビタミンD（カルシトリオールまたは，1,25-ジヒドロキシコレカルシフェロール）として，摂取したカルシウムの腸からの吸収を高め血中濃度を高める。また腎臓においてカルシウムの再吸収を促進し，血中から尿への排泄を抑制する。同時に骨吸収を促進し，血中へのカルシウム放出を高める。脂溶性ビタミンの1つであり，8.5 μgが目安量とされ通常であれば不足することはまれである。

5. 更年期はカルシウムの維持にいかに影響するか

　女性では20歳までに妊娠・授乳に備えてカルシウムを貯蓄するため骨塩量が最大となる。妊娠中は胎児の発育のためカルシウムの必要量が劇的に増え，エストロゲンをはじめ，腸からのカルシウム吸収を高めるビタミンDや骨吸収を促す副甲状腺ホルモンが胎盤から分泌される。逆に分娩後はエストロゲンの水準が急激に減少し，その結果，骨吸収が活発になるため，血中にカルシウムが放出されやすくなる。授乳期のカルシウム必要量は通常の2倍にも達するが，これは多量のカルシウムを血中から母乳に移行させるためである。

　閉経後にはエストロゲンの濃度がさらに低下するため，骨吸収が低下し，同時に骨形成も低下しやすくなり，骨代謝のサイクルの維持が困難になる。このため，運動による骨への刺激とカルシウム，リン酸，ビタミンDの摂取の重要さが増し，骨粗しょう症予防の重要な因子となる。

6. 運動機能の維持とたんぱく質合成

　生体内のたんぱく質には種々のものがあるが，ここでは運動機能に関係が深い，構造たんぱく質と呼ばれるコラーゲンと筋線維のもととなる筋たんぱく質の 2 種について述べる。マスメディアによる宣伝等でみかけるコラーゲンは，実際には動物の結合組織の構成成分であり，高齢化とともに身体中の総量が低下していく成分である。運動機能に関連する事項として，骨や軟骨の形成に関与している点があげられる。

　コラーゲンは骨の内部に網目様の構造として存在しており，骨は，これに骨芽細胞より骨塩が付着する形で発達する。骨塩の蓄積は身体が必要とするカルシウムプールとなることは前述した。コラーゲンのアミノ酸組成ではグリシンが約 25 %を占め，さらにプロリンおよびヒドロキシプロリンで約 25 %を占める。したがって全構成の半分を 3 種のアミノ酸で占めるという偏った構成である。これは後述する筋たんぱく質と異なり，皮膚や骨，血管や内臓などの構造たんぱく質となるために特化したアミノ酸組成となっている。

　筋の総量を維持する筋たんぱく質は，インスリン様成長因子（IGF-1）が関与する信号伝達系が存在しており，IGF-1 は筋に対する運動負荷（刺激）で分泌される。また，IGF-1 の機能の一部として筋たんぱく質の分解を抑制することも知られており，筋組織の維持にも関与している。食事摂取により骨格筋のたんぱく質合成が増加し，一方でたんぱく質の分解は減少するが，食事摂取により増加する栄養素の働きと，食事が刺激となるホルモンの分泌によるものである。特に，血中のアミノ酸やインスリンの増加は，食後の骨格筋たんぱく質同化作用の主要な要因として理解されている。一方，筋肉において炎症性サイトカイン，酸化ストレス，グルココルチコイドなどの刺激により様々なたんぱく質分解酵素を介して異化が起こる。この異化を導く刺激が強いと，アミノ酸などによるたんぱく質の同化を上まわり，筋肉は萎縮する。

　アミノ酸のすべてが筋たんぱく質として合成に用いられるわけではなく，必須アミノ酸のうち，特にロイシン，イソロイシン，バリンが重要とされる。すなわち，これらの必須アミノ酸は，たんぱく質合成の基となるほか，筋たんぱく質合成にかかわる活性物質を誘導する作用がある。適切な運動によって筋たんぱく質合成が誘導されることは知られているが，もしアミノ酸が不足している飢餓状態で運動すると，たんぱく質の異化反応が優位となり，身体中のたんぱく質量は逆に減少するので注意が必要となる。理想的には有効な身体運動と，食事によるアミノ酸の供給を運動後 1 時間程度に済ませることである。なお，食後に誘導される筋たんぱく質合成は，成人に比較して高齢者で反応性が低下しており，これを同化抵抗性という。

 ## 7. 栄養摂取と体内水分の維持

　一般に，コラーゲンなどの構造たんぱくは消化吸収は低く，多くの部分は吸収されずに排泄され，重篤な問題を起こさない。しかし，吸収量を増加させる目的でアミノ酸単体を食事中に添加する，あるいはサプリメントとして摂取することには注意が必要である。必須アミノ酸や分岐鎖アミノ

酸の重要性は確かであるが，老化により腎機能が低下している場合は，過剰な窒素化合物の存在が腎機能のさらなる悪化を引き起こす可能性があり，慎重な対応が求められる。

　高齢者では，身体中の総水分量が減少傾向にあることは周知の事実である。また，生理機能や物質代謝の減少もみられる。他の疾病要素がないとしても，身体の総水分量の減少に伴う等張性脱水の傾向を呈しやすいことに着目すべきである。さらに，低栄養，塩分の過剰摂取があれば，水や電解質の異常を起こしやすく，動脈硬化症や高血圧症に直結する。

　体内の水分不足は脳の視床下部の働きで制御されるが，老化によって，その機能が減弱すれば，いわゆる口渇に対する認知力や表現力が低下し，飲水に支障をきたす。また，水分の摂取の多くの部分が食事によってなされており，食習慣の変化も注意したい。もし老化に伴う腎機能の低下が顕著であれば，尿の老廃物を排泄する機能が低下し，結果として多尿でありながら薄い尿を排出し，体内の水分を保持できない状態が現れる。

　血液量の減少から生じる脱水は，めまいやふらつきの原因となり，持続すれば脳梗塞の危険を生じる。さらに急性脱水症のレベルにいたれば，多臓器不全や死にいたる可能性もある。

まとめ

　老化に伴う運動機能の低下を抑制するためには，生理学的視点と老化についての視点の双方が必要である。老化による生活習慣の変化から，廃用性筋萎縮が生じる可能性があり，筋線維が細くなった状態に加えて筋線維数の減少にまでいたるサルコペニアに注目が集まっている。高齢者の筋肉と骨にかかわる要素としてのカルシウム，アミノ酸，さらに身体の水分量の変化，また特に高齢女性はカルシウムの不足に注意する必要がある。運動機能にかかわるたんぱく質のコラーゲンおよび筋たんぱく質は構成するアミノ酸が異なる。コラーゲンは骨の性状にも大きくかかわっていることに注目する必要がある。骨格筋の刺激（運動負荷）が筋たんぱく質の増加の起点となるが，加えて分岐鎖アミノ酸を含むたんぱく質を摂取する必要がある。さらに高齢者においては腎機能が低下している場合があり，アミノ酸摂取は慎重におこなう。同様の観点から，脱水にも注意が必要である。

Ⅱ. サルコペニアの栄養状態と栄養管理

安部 聡子

1. サルコペニアの栄養状態

1-1. 低栄養とサルコペニアの予防対策

　高齢者は，加齢により様々な身体機能の低下をきたす。その中でも消化吸収能力や嚥下機能の低下など栄養代謝による変化は大きく，中年期のメタボリックシンドロームや生活習慣病から，高齢期になるとやせや低栄養が栄養課題となる対象者が増加する。令和元年の国民健康栄養調査[1] においても 65 歳以上の高齢者では，低栄養傾向の人の割合は男性 12.4%，女性 20.7%となり，年齢が高くなるほどその割合は増加する傾向にある。そのため，健康日本 21（第二次）では「低栄養傾向」の基準として，要介護や総死亡リスクが統計学的に有意に高くなるポイントを BMI 20 kg/m^2（body mass index：体格指数）以下と設定し，その動向を注視している。

　「日本人の食事摂取基準 2020 年版」[2] では，エネルギー摂取量において，個人の消費量とのバ

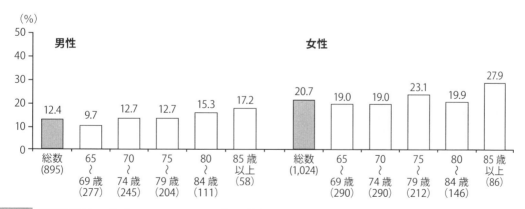

図3　低栄養傾向の者（BMI ≦ 20 kg/m^2）の割合（65 歳以上，性・年齢階級別）（文献 1 より引用）

（参考）低栄養傾向の者 (BMI ≦ 20 kg /㎡) について
「健康日本 21(第二次)」では，「やせあるいは低栄養状態にある高齢者」ではなく，より緩やかな基準を用いて「低栄養傾向にある高齢者」の割合を減少させることを重視している。その際，「低栄養傾向」の基準として，要介護や総死亡リスクが統計学的に有意に高くなるポイントとして示されている BMI 20 以下を指標として設定している。

ランスを考慮するために BMI を用いているが，この年齢区分を 65 歳以上の高齢者から低栄養やフレイル予防に配慮して細分化した。年齢が高くなるほど，目標とする BMI の下限値を高めに設定し，肥満によるメタボリックシンドローム対策からシフトして，低栄養による健康障害や寝たきりに対して積極的な対応が必要なことを示している。国の施策としては，健康日本 21（第二次）で高齢者における低栄養傾向の増加を抑制する目標値を 22% と示して様々な低栄養対策をおこなっている。その主要なものがフレイルやサルコペニア予防であり，これらはメディカルフィットネスとして食事・栄養を含めた身体活動等の包括的な支援がなければ改善が難しい。

1-2. 高齢者の栄養代謝にかかわる身体機能低下

　加齢に伴う食事摂取への影響として，消化吸収，咀嚼，摂食，嚥下，排泄機能の低下等が起こる。特に消化吸収機能では，胃の萎縮性変化や消化液の分泌低下から食べたものを体内に取り込むことが困難となる。また，摂取後の生体内におけるたんぱく質代謝回転速度が低下することから，食事からたんぱく質を摂取しても骨格筋への体たんぱく質の利用効率が低下し，骨格筋を形成しにくいという生理学的な変化が起こる。そのため，低栄養や骨格筋量が減少している人への食事のアプローチとしては，アミノ酸価の高い良質なたんぱく質や必須アミノ酸および分岐鎖アミノ酸（branched chain amino acid：BCAA）などの骨格筋形成に有効なたんぱく質を摂る必要がある（注意：腎機能障害等のたんぱく質制限の人を除く）。特に高齢者は，様々な基礎疾患を有していることが多く，食事制限や治療をおこないながら，健康を維持するためにフィットネスを取り入れていることも考慮してサポートをおこなっていきたい。

1-3. サルコペニアで起こりやすい健康障害

　サルコペニアでは，日常生活動作（activities of daily living：ADL）低下から日常生活に支障をきたし，要介護や寝たきり状態につながる。その他の随伴する健康障害として考えられるのは，骨粗しょう症や転倒・骨折などがあげられる。サルコペニアの主な症状である骨格筋量の低下は，栄養障害が大きく関係しており，「サルコペニア診療ガイドライン 2017 年版」[3] では「適切な栄養摂取，特に 1 日に適正体重 1 kg あたり 1.0 g 以上のたんぱく質摂取はサルコペニア発症予防に有効である可能性があり，推奨する」と示している。また，加齢による骨密度の低下を阻止することは難しいが，食事の工夫と継続的にフィットネスを実践することによって骨量低下の進行を緩やかにできる可能性がある。このようにサルコペニアでは骨格筋の減弱を防止し，改善を図ることが重要だが，そのためには筋力と骨の両方を強化する必要があり，そこには適切な栄養補給が必須条件となる。

2. サルコペニアの栄養管理

　サルコペニアの栄養管理では，①十分なエネルギー量の確保，②たんぱく質の積極的な摂取，③ビタミン・ミネラルの補給と良好な栄養バランスを心掛ける必要がある。高齢になると食欲が低下し，全体的に摂取量がエネルギー必要量を充足しないため，少量でもエネルギーが摂れる食

性別	男性			女性		
身体活動レベル	低い（Ⅰ）	普通（Ⅱ）	高い（Ⅲ）	低い（Ⅰ）	普通（Ⅱ）	高い（Ⅲ）
65～74歳	2,050	2,400	2,750	1,150	1,850	2,100
75歳以上	1,800	2,100	―	1400	1650	―

表1　日本人の食事摂取基準2020年版の推定エネルギー必要量（kcal/日）

身体活動レベル
低い（Ⅰ）：生活の大部分が座位で，静的な活動が中心な場合（75歳以上は，自宅にいてほとんど外出しない者に相当する。また，高齢者施設で自立に近い状態で過ごしている者にも適用できる値である）。
普通（Ⅱ）：座位中心の仕事だが，職場内での移動や立位での作業・接客等，あるいは通勤・買い物での歩行，家事，軽いスポーツ，のいずれかを含む場合（75歳以上は，自立している者に相当する）。
高い（Ⅲ）：移動や立位の多い仕事への従事者，あるいはスポーツ等余暇における活発な運動習慣をもっている場合。

事を考えねばならない。また，骨格筋量の減少抑制や合成促進にはたんぱく質の摂取が不可欠であり，動物性食品と植物性食品をバランスよく組み合わせて取り入れたい。また，糖質，たんぱく質，脂質を効率的に体内に消化吸収するためにはビタミンやミネラルが必要であり，野菜や果物を積極的に取り入れて栄養バランスの良い食事構成にする。

2-1. 十分なエネルギー量の確保

　日本人に必要なエネルギー量のことを食事摂取基準では「推定エネルギー必要量」という（表1）。これは，「当該年齢，性別，身長，体重，および健康な状態を損なわない身体活動量を有する人において，エネルギー出納（成人の場合，エネルギー摂取量－エネルギー消費量）が0（ゼロ）となる確率がもっとも高くなると推定される習慣的なエネルギー摂取量の1日あたりの平均値」と定義される。つまり，1日あたり過不足なく摂取すべきエネルギー量ということである。

　推定エネルギー必要量は，基礎代謝量や消費エネルギー量に左右される。通常，サルコペニアのように筋肉量の少ない場合は基礎代謝量が低下しているが，運動負荷により筋肉量が増加すれば基礎代謝量が増加する。高齢者の健康運動には，筋肉量を増加させるような抵抗性（レジスタンス）運動の導入が有用であるが，サルコペニアでエネルギー摂取量が消費量に対して負の状態の時に，無理に抵抗性（レジスタンス）運動をおこなうと，逆効果になる場合もあるので注意しなければならない。対象者の疲労度や活動意欲を評価して，計画的に食事量を増やして目標量に近づけながら包括的にフィットネスを検討してデザインしていきたい。

　目標とするエネルギー必要量は，食事摂取基準の推定エネルギー必要量の他に，基礎代謝量×身体活動量，リハビリテーションをおこなっている患者には，基礎代謝量×障害係数（SI）×活動係数（AI）などの推定式を使用する。サルコペニアの状態は，骨格筋量が少ないため基礎代謝量も低値であり，推定式では実際に必要なエネルギー量より低く計算されることが多い。フィットネスの効果が出てきた際に，骨格筋量や体重増加を目標とする場合は，必要エネルギー量に体重増加を目的とした付加量を考慮する。一方で，極度の低栄養で飢餓状態にあるときに急激な栄

養補給をおこなうことで生じるリスク（リフィーディング症候群）^{注1)}を念頭に置いて，重度栄養不良の対象者の場合には，身体状態を正しくアセスメントして，栄養補給の量やタイミングを十分に検討する。

　通常，サルコペニアを予防するには十分なエネルギー量の確保が必要となる。しかし，加齢に伴い消化吸収機能をはじめ栄養代謝にかかわる機能が低下した状態では，食事を十分に摂取することが困難となる。そのため，少量でもエネルギーを摂取できる高エネルギー食品や中鎖脂肪酸トリアシルグリセロール（MCT：medium-chain triacylglycerols），プロテイン，経腸栄養剤を利用して必要量を確保する。最近では，高齢者用の高エネルギー食品がスーパーや薬局などで販売され，インターネットを通じて購入することも可能である。情報格差のある高齢者に対して，食品のメリット・デメリットや適切な活用の仕方を支援することも栄養補給の対策となる。

2-2. たんぱく質の積極的な摂取

　食事摂取基準では，65歳以上の高齢者のたんぱく質摂取は，総エネルギー量に対して15～20%，推奨量は男性で1日に60 g，女性で50 gとなっている[2]。また、サルコペニア診療ガイドラインでは，運動を併用して1日に体重1 kgあたり1.0 gのたんぱく質の摂取を推奨している[3]。

　良質のたんぱく質は，少ないたんぱく質の摂取で骨格筋量の減少を抑制できる可能性がある。良質のたんぱく質とは，必須アミノ酸が十分に含まれているもので，アミノ酸の含有量が一定レベルに達したもののことを指す。これを示す指標をアミノ酸価といい，一般的に動物性たんぱく質のほうがアミノ酸価は高い。効率的なたんぱく質摂取として，必須アミノ酸の中でもバリン・ロイシン・イソロイシンからなるBCAAを選択的に多く摂取することも有効とされている。BCAAの効果としては多くの報告があり，まとめると，①筋たんぱく質の合成促進，②筋たんぱく質の分解抑制，③筋損傷の軽減，④疲労回復などの効果がある。BCAAの中では，特にロイシンの高齢者に対する骨格筋量の低下抑制が期待されており，抵抗性（レジスタンス）運動との併用で摂取することが勧められている。ただし，腎臓疾患等のたんぱく質代謝障害を起こしている人は，医師の指示に従う必要があり，慎重な摂取が必要である。一方でたんぱく質制限により骨格筋量の低下からサルコペニアになる可能性が高い。骨格筋量を減少させないためには，たんぱく質制限によって不足したエネルギー量を糖質や脂質で代替えするなどの対策が必要となる。

　たんぱく質の含有量が多い食品は，卵，牛乳，チーズ，肉，魚，豆腐・豆腐類，穀類で，これらの食品をバランスよく組み合わせて食事に取り入れると良い。肉は部位や脂身の有無によってエネルギーやたんぱく質，脂質の量が異なるため，身体つくりの際は，このような点も考慮する。また，米や食パン，そば，パスタ等の穀類にもたんぱく質が含まれており，中でも食パン，パスタ，そば，うどん等は1食分の目安量で5 g以上になるため比較的たんぱく質の含有量が多い（表2）[4]。

注1）リフィーディング（refeeding）症候群：主に極度の低栄養および長期飢餓状態に対して中心静脈栄養や経腸栄養等で急激に高エネルギー量の栄養を投与した場合に発症する。長期の飢餓状態だと身体は慢性的な電解質低下に陥っているため，その状態で糖質が細胞内に流入するとATPを産生しようと同時にリン（P）を必要として，低リン血症となり，不整脈や心不全，肝障害や意識障害にまでいたる。この状態を回避するには，Pやカリウム（K），マグネシウム（Mg）等の電解質を投与する，特に低リン血症の人に急激なエネルギー補給をしないことが重要である。

表 2　主要な食品のたんぱく質の含有量（おおよその量で 3 つに分類）（文献 4 に一部追加）

	食品名（g）	たんぱく質量（g）	食品名（g）	たんぱく質量（g）
たんぱく質 約 16 g の食品	鶏もも肉（80）	15.2	鮭 1 切（80）	17.8
	豚もも肉（80）	17.7	ぶり 1 切（80）	17.1
	牛もも肉（80）	17.0	さば 1 切（80）	16.5
	鶏ささみ（70）	16.1	まぐろ刺身 5 切（60）	15.2
	鶏むね肉（70）	16.3	かんぱち刺身 5 切（70）	12.6
たんぱく質 約 6 g の食品	卵（可食部 50）	6.2	シーチキン 1/2 缶（35）	6.2
	納豆（40）	6.6	牛乳コップ 1 杯（180）	5.9
	木綿豆腐（100）	6.6	食パン 6 枚切 1 枚（60）	5.6
たんぱく質 約 4 g の食品	プロセスチーズ 1 枚（18）	4.1	かまぼこ 2 切（15 × 2）	3.6
	ロースハム 2 枚（13 × 2）	4.3	ちくわ 1 本（30）	3.7
	絹ごし豆腐（100）	4.9	ヨーグルト 1 個（100）	3.6

2-3. ビタミンやミネラルの補給と良好な栄養バランス

　食事で摂取した糖質やたんぱく質等を消化吸収するためには，補酵素としてビタミンやミネラルを必要とする。偏った食事を続けていくと摂取した食事を体内に効率的に取り入れることができず，健康障害を引き起こす。また，ビタミンやミネラルの多くは体内で生成することができないため，野菜や果物を適正に摂取することや牛乳・乳製品を意識的に取り入れたい。特に女性における骨量の低下は，中年期以降に顕著であることから骨粗しょう症予防としての食事の工夫が必要である。

　サルコペニアの人は栄養状態が悪化して骨粗しょう症を併発していることが多い。また，骨粗しょう症は骨折のリスクが高く，骨折等を機に要介護状態になる可能性もあるため，骨量低下を抑制し，加齢による変化を最小限にすることが必要である。骨粗しょう症予防および改善のための食事としては，カルシウムやマグネシウム，ビタミン D，ビタミン K 等の摂取を推奨する。カルシウム摂取の目標量は，「骨粗鬆症の予防と治療のガイドライン」[5] では 1 日 700 ～ 800 mg とされ，他に関連する栄養素としてビタミン D，ビタミン K などの積極的摂取を推奨している。カルシウムを効率的に摂取できるのは，牛乳・乳製品，骨ごと食べられる魚，豆腐・豆腐製品などの食品である。ビタミン D は，魚，キノコ類，ビタミン K は納豆に多く含まれており，これらの食品を普段から意識的に食事に取り入れると良い（表 3）。

表 3　骨粗しょう症予防の食事（文献 5 より引用）

① カルシウム含有量の多い食品を摂る（700 ～ 800 mg/ 日　推奨）

② ビタミン D 含有量の多い食品を摂る（10 ～ 20 μg/ 日　推奨）

③ 適度に日光に当たる（活性型ビタミン D の生成促進）

④ ビタミン K 含有量の多い食品を摂る（250 ～ 300 μg/ 日　推奨）

⑤ たんぱく質・ビタミン・ミネラルなど栄養バランスの良い食事を心がける

【引用文献】

1) 厚生労働省：令和元年　国民健康栄養調査の結果の概要．2020.
https://www.mhlw.go.jp/stf/newpage_14156.html（2023 年 10 月 11 日アクセス）
2) 厚生労働省：日本人の食事摂取基準 2020 年版．2020.
https://www.mhlw.go.jp/stf/seisakunitsuite/bunya/kenkou_iryou/kenkou/eiyou/syokuji_kijyun.html（2023 年 10 月 11 日アクセス）
3) サルコペニア診療ガイドライン作成委員会 編：サルコペニア診療ガイドライン 2017 年版．日本サルコペニア・フレイル学会，国立長寿医療研究センター 発行，ライフサイエンス出版，東京，p. 34，2017.
https://minds.jcqhc.or.jp/docs/gl_pdf/G0001021/4/sarcopenia2017_revised.pdf（2023 年 10 月 11 日アクセス）
4) サルコペニア診療実践ガイド作成委員会 編：サルコペニア診療実践ガイド．日本サルコペニア・フレイル学会 発行，ライフサイエンス出版，東京，p. 48, 2019.
5) 骨粗鬆症の予防と治療ガイドライン作成委員会（日本骨粗鬆症学会，日本骨代謝学会，骨粗鬆財団）：骨粗鬆症の予防と治療ガイドライン 2015 年版．日本骨粗鬆症学会，日本骨代謝学会，骨粗鬆財団 発行，ライフサイエンス出版，東京，2015.
http://www.josteo.com/ja/guideline/doc/15_1.pdf（2023 年 10 月 12 日アクセス）

第17章
訪問看護における
メディカルフィットネス

鶴田 来美

訪問看護は，自宅などで療養する患者宅を訪問し，主治医の訪問看護指示書のもと看護を提供するサービスである。これまで訪問看護は，医療依存度が高く日常生活動作（activities of daily living：ADL）が低下した患者を支える役割が特に認識されてきた。人生100年時代を迎え，ナースには生活する人々とその家族を対象とし，療養の場の拡大を踏まえ，地域における多様な場での看護実践が求められている。

本章では，訪問看護の質の向上と機能拡大，地域包括ケアへの対応に向け，メディカルフィットネスの意義と実践方法について解説する。

1. 訪問看護とメディカルフィットネス

地域包括ケアシステムの構築が進み，療養の場が医療機関から自宅・グループホーム・介護施設など暮らしの場に戻っていく時，患者と家族が安心して，また，前向きな気持ちをもって暮らしの場に戻っていけることが肝要である[1]。ナースには，どのような健康状態にあってもその人らしく暮らすことを支援し，他職種と連携して医療と介護を提供するとともに，最期まで尊厳が保持された誇りある人生を支えていく役割が求められる。

訪問看護利用者は疾病別では脳血管疾患が最も多く，次いで筋骨格系，悪性新生物，心疾患の順になっている（図1）。利用者の実態等から，脳血管疾患，認知症者，がんなど在宅ターミナルケア，精神科疾患，重症心身障害児などの在宅療養を支える訪問看護の質の向上が重要となっている[2]。また，訪問看護の内容は，病状観察が93.7%，本人の療養指導が57.5%，リハビリテーション（呼吸リハ・嚥下訓練除く）が52.1%，家族の介護指導・支援が37.5%，身体の清潔保持・管理が34.8%である（図2）。退院後も医療的ケアや介護が必要となる時，最期まで住み慣れたわが家にいたいと望む時，ひとりひとりのニーズに応え生活の質や人生の質（quality of life：QoL）を，そして人生の最終局面におけるQoL，特にELQ（end life quality）を良好に保持することが訪問看護の質の向上に繋がると考える。

有病者であっても，フィットネス・運動は楽しむことができ，その習慣化は心身の両面に有益

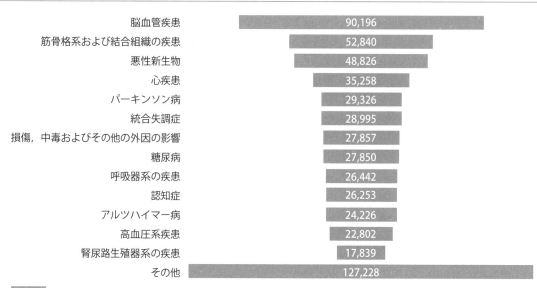

図1　訪問看護ステーション利用者の傷病分類（文献3より作図）
　図中の数値は実数。利用者総数585,938人（平成28年9月）。

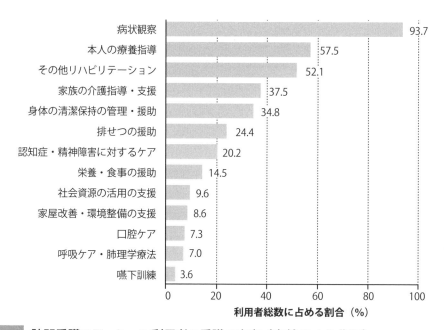

図2　訪問看護ステーション利用者の看護の内容（文献3より作図）
　利用者総数585,938人。

な効果をもたらす。本書は，認知機能低下者，整形外科系疾患患者，内科系疾患患者など，有病者を対象としたメディカルフィットネス，介護予防，フレイル対策など身心の機能低下を予防するフィットネス，さらにベッド上でも椅子に座ってでもできるフィットネスなど，数多くの具体的な実践方法を紹介している。これらを活用し，療養者や家族，仲間たちと一緒に楽しくフィットネスを実践していただきたい。

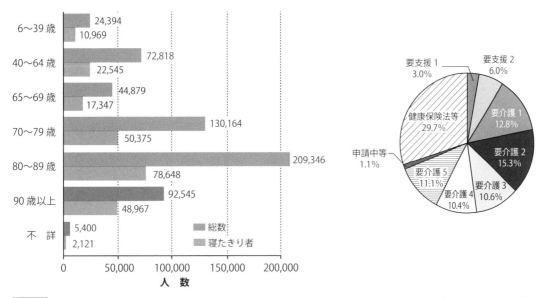

訪問看護ステーション利用者の年齢（左）および介護保険法と健康保険法等による利用者数の構成割合（右）（文献3より作図）
左図の寝たきり者は障害高齢者の日常生活自立度（寝たきり度）判定基準にてランクBとランクCを合わせた数。右図は利用者総数585,938人に占める割合。

2.ADL の拡大とフィットネス

　訪問看護ステーションの利用者の約7割が介護保険利用者で，3割が医療保険利用者である（図3）。要介護度別にみると，近年，要介護1, 2の割合が増加傾向で，要介護5は減少傾向にある。また，認知症高齢者，がん患者，精神疾患等の療養者や在宅での看取りの増加も予測される。さらに，75歳以上の後期高齢者，高齢者単独世帯，高齢者夫婦世帯の増加が見込まれる状況である。

　高齢者は加齢に伴い，生理学的老化が進行し，身体機能の低下，恒常性維持機能の低下，加齢関連疾患の発症などが併存する。程度の差はあるが諸動作に介助を要する場合，その人の生活範囲が狭くなる。また，そのことにより介助者の生活範囲をも狭めることにもなる。このような問題は，自助具の利用や家屋の改造，環境整備によって動作が自立すれば大幅に解消され，ADLの拡大にもなる。居住・生活環境，ライフスタイルを考慮し，患者の諸動作に目を向け，ちょっとした工夫でADLが自立できることは，患者のQoL向上につながり，同時に介助者のQoL向上にもつながる。

　ナースは，生活の場で観察された様々な生体情報に加え，生活の場で療養者や家族が何を重視して暮らしているのか，楽しみにしていることや趣味は何か，他者との交流や社会的な役割を知ることができる。サクセスフルエイジングの達成のためには，身体機能や恒常性維持機能を保持することに加えて，環境への適応能力を保持することも重要である。そして，療養者や家族の認識や思いから体力つくりへと導くのが訪問看護におけるメディカルフィットネスの意義と考える。

　第1章では，メディカルフィットネスの対象となるのは，健康者に向けておこなう体力つくり

支援，半健康者や有疾患者に対する包括的な体力つくり支援など，性・年齢・国籍・疾患の有無を問わず万民であり，これらが5つにグループ分けできることを示した。①健診や人間ドックで肥満かつ軽度の高血圧や高血糖状態が判明してメタボリックシンドロームと判定された人，②ロコモティブシンドロームに該当すると診断された半健康者や腰痛，膝痛，股関節痛などを抱える高齢者，③心筋梗塞や脳卒中，パーキンソン病などの有疾患者，④血液透析患者や脊椎損傷患者，がん患者，さらに，⑤スポーツ競技中に大けがをして外科手術を受けたアスリートなどである。

　体力とは，「身体活動の基礎となる身体的能力」のことで，簡単にいえば「動く（働く）ための身体の力」である。具体的には，①行動を起こす能力，②行動を持続する能力，③行動をコントロールする能力の3つに分けられる[4]。体力を知ることで「どのような運動を」「どのくらいおこなうか」を療養者とともに考え，実践へと導くきっかけにしていただきたい。

3. 訪問看護におけるホームフィットネスの実践事例

　訪問看護では，「可能な限り居宅において，その有する能力に応じ自立した日常生活を営むことができるよう療養生活を支援する。さらに，心身の機能の維持回復および生活機能の維持または向上を目指す」ものである。有病者であっても，フィットネス・運動を楽しむことができる。そのためには，事例1・事例2のように，まずは本人の願い，思いを教えてもらうことが大切である。

事例1：85歳男性，　脳梗塞後遺症（左不全麻痺）
　　　障害老人の日常生活自立度A2，認知症である老人の日常生活自立度IIa
本人の思い：人生の最期まで自宅で過ごしたい／ひとりで散歩できるようになりたい／家族（長女夫婦・孫を含め）で温泉に行きたい
家族（妻）の思い：腰痛・膝痛があるので夫の介助は無理／夫も心配だけど自分も体力をつけたい

事例2：78歳女性，　うつ症状，骨粗しょう症，不整脈
　　　本人の思い：少し体力をつけたい／通える運動教室が限られている

　訪問時に療養者の身体機能を「見て・聞いて・触れて」アセスメントし，療養者や家族が「これならばできそう，やってみよう」と思える運動を本人の写真を使って提示するとわかりやすい（図4）。「その人らしい生活」を実現させるためには，ホームフィットネスとしてオーダーメイドの健康運動プログラムがあってもよいと考える（図4は事例1，事例2とは無関係である）。

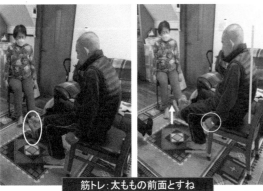
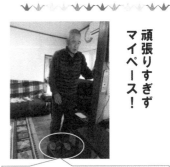
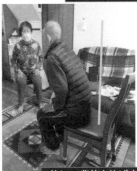
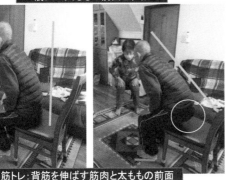
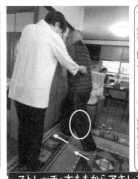

Ｔさんの健康運動プログラム

頑張りすぎず
マイペース！

つま先は天井方向、かかととは前に突き出す。
背筋を伸ばし、椅子を両手でしっかりと握る。
イチ・ニー・サン・シーでゆっくりと足をあげ、
ゴー・ロク・シチ・ハチでゆっくりと元に戻す。

ステップ台の中央に足を運びましょう。
シューズをはいたほうが安全です。

筋トレ：太ももの前面とすね

両足を肩幅に広げ、背筋を伸ばして座る。
足の付け根から上半身を前に傾ける。
足裏全体で床を押し、お尻を椅子からあげ、
ゆっくりと元に戻す。

壁から少し離れて立ち、壁に両手をつける。
片方の足を後ろにひき、前の膝を曲げなが
ら、後ろの膝うらを伸ばす。
つま先は、両足ともまっすぐ壁側に向ける。

筋トレ：背筋を伸ばす筋肉と太ももの前面

ストレッチ：太ももからアキレス腱

図4　オーダーメイドの健康運動プログラムの例（事例 1, 事例 2 とは無関係）
療養者や家族が「やってみよう」と思える運動を本人の写真を使って提示するとわかりやすい。

【引用文献】

1) 日本看護協会：2025 年に向けた看護の挑戦　看護の将来ビジョン〜いのち・暮らし・尊厳をまもり支える看護〜.
日本看護協会，東京，p. 19, 2015.

2) 日本訪問看護財団：訪問看護がつくる地域包括ケア〜データからみる「訪問看護アクションプラン 2025」の今.
日本訪問看護財団，p.8, 2019.

3) 厚生労働省：平成 28 年介護サービス施設・事業所調査の概況. 2016.
https://www.mhlw.go.jp/toukei/saikin/hw/kaigo/service16/index.html（2023 年 11 月 13 日アクセス）

4) 田中喜代次，薮下典子：「体力」って何？. In: 大人の体力測定，メディカルトリビューン，東京，pp. 10-11,
2014.

PART 4

メディカルフィットネスの実際

1. 仰臥位・椅座位のストレッチ

横山 有里

ストレッチの習慣化は，筋肉の老化（減弱化）を防止する一助となり，若々しい身体が保てる。筋肉は動かさないでいると徐々に衰えていき，硬くなり，筋力低下が起きる。運動前の準備体操や運動後の疲労回復としてもストレッチは効果的である。

肩こりへの対策・予防

肩の上げ下げや肩まわしに加え，肩につながる首や背中，胸，背骨をしっかりストレッチして血流を促す。

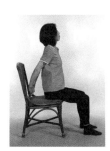

胸・肩〜 "胸張り"
①身体の後ろで両手を組み，背筋をしっかり伸ばして胸を張る。
②左右の肩甲骨を中央に寄せ，組んだ手を斜め後方へ引き離す。

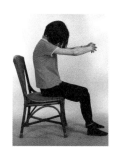

背中〜 "背中丸め"
①胸の前で両手を組み，円を作る。
②手は前方へ伸ばし，背中は後方へ引き，目線を腹部へ向ける。
③大きなボールを両腕と胸で抱えるイメージで背中を丸める。

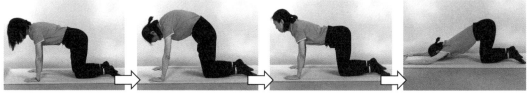

背骨まわり〜 "猫伸び"
①肩の下に手首，骨盤の下に膝がくるよう，四つ這いになる。
②背中を天井に向かって突き上げるように丸める。
③丸めた背中をゆっくりと元に戻す。腰に痛みがなければ，肩甲骨を中央に寄せて，軽く背中を反らす。
④さらに，両手を前方に伸ばし，胸を床へ近づけ，尻を高く持ち上げる。
⑤猫の背伸びをイメージし，背骨まわりを柔らかくする。

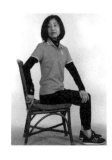

体側・体側ひねり〜 "脇腹伸ばし"
①右手を椅子の下，左手を右膝の外側へ置き，背筋を伸ばす。
②身体をまっすぐに伸ばしたまま，右方向へまわす。顔も右後方へ向ける。
③反対側も同様におこなう。

腰痛への対策・予防

腰まわりの筋肉をほぐす。

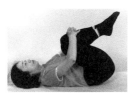

両膝抱え〜"だるま"

①仰向けになる。
②両膝を抱えて，尻が床から少し浮くまで，ゆっくりと胸のほうへ引き寄せる。
※片足ずつ抱えてもよい。

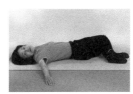

両膝倒し〜"ウエストひねり"

①仰向けになる。
②両膝を腰幅に開いて立て，両手を肩の高さより低めに開く。
③両膝を左側へ倒し，顔は逆の右側へ向ける。
④反対側も同様におこなう。

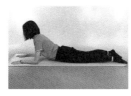

腹部〜"上体そらし"

①うつ伏せになる。
②脇を締め，肩の下に肘がくるように両手のひらを床に置く。
③上体を少しずつ持ち上げ，腹部を伸ばす。
※腰に痛みがある時はやめる。

膝痛への対策・予防

関節の曲げ伸ばしが円滑におこなえるよう，可動範囲を大きくする。

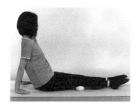

膝裏伸ばし

①膝を伸ばして座る。
②膝裏の硬くなった筋肉をほぐす。

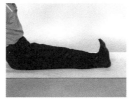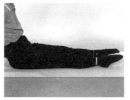

①つま先を天井に向け，次に前方へ伸ばすなど，足首のストレッチをゆっくりと繰り返す。
※膝裏に柔らかいボールや丸めたタオル，クッションを置き，太ももを意識して，軽く押し付けるのもよい。

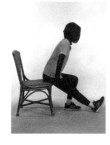

太もも後面

①椅子に浅く腰をかける。
②両手を太ももの付け根に置き，左膝を曲げ，右足を前方へ伸ばし，かかとを床につける。
③背筋を伸ばしたまま，上体を前に傾ける（身体をひらがなの「く」の字に曲げる）。
④背中が丸くならないように，目線は2〜3m先を見る。
⑤反対側も同様におこなう。

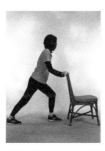

ふくらはぎ

①足を腰幅に開き姿勢よく立つ。
②椅子に手を添え，腰幅を保ったまま，右足を後方へ伸び感があるところまで引く。
③左膝は軽く曲げる。
④かかとは床へ着けたまま，つま先と膝がまっすぐ正面を向くようにして，上体を傾ける。
⑤目線は前方へ。
⑥反対側も同様におこなう。

2. 慢性便秘改善のためのホームエクササイズ

石井 千惠

　適度な体幹運動は，大腸壁に対して物理的な刺激となる体幹の伸展や腹圧の変化等をもたらし，自律神経への刺激となることから，生理的排便の促進効果が期待される。適切な食生活と規則正しい生活習慣の確立によって大腸の健康を維持することが慢性便秘の治療および予防の基本であるが，運動を生活習慣に取り入れることは薬物に頼らない便秘改善の方法で，かつ低コストで安全性の高い治療法のひとつとして推奨できる[1]。

　ここでは，慢性便秘改善を目的とした筋力低下改善のためのホームエクササイズを提案する。

ホームエクササイズ

　ホームエクササイズでは，イスに浅く腰掛けた座位姿勢を基本姿勢とする（写真 1）。

1. マッサージ（腹壁マッサージ）

　両手のひらを腹部に添える。そして中等度の圧を加えながら，円を描くようにしてさする（写真 2-1）。次に上半身をねじりながら，手のひらで腹部を往復するように左右に広くさする。左右にさするときの手は上下に少し移動をさせ，圧を加えながらマッサージをおこなう（写真 2-2）。マッサージは 1 日 15 分程度，週 5 回程度を推奨する[2]。なお，同様のマッサージを，膝を立てた仰臥位で床や布団に寝たままおこなってもよい。

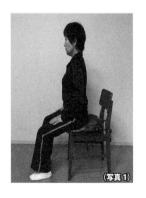
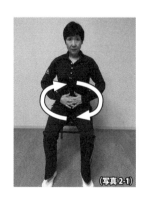
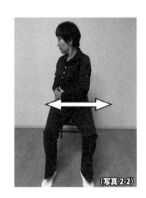

（写真 1）　　（写真 2-1）　　（写真 2-2）

2. 動的ストレッチ

①基本姿勢から，指先が床につくようなイメージで上半身をゆっくりと横に倒し，腹壁を伸展させる（写真 3）。その姿勢を数秒ほど保った後，基本姿勢に戻り，反対側も同様におこなう。基本

姿勢に戻るときには，腹筋を引き締めながらゆっくりと身体を起こす。

②片方の腕は前に伸ばして膝の外側にタッチし，反対側の手は肘を背中側にしっかりと引くようにして体幹をねじる。腹壁を伸展させることを意識しながら，左右に丁寧に身体をねじる（写真 4）。ゆっくりと 5 回ほど繰り返す。

③片手を膝に置いたまま，上半身全体を使って反対の腕で大きく円を描く。肘を後ろに引いたときに腹壁を引き伸ばし，肘を膝に寄せたときには身体は斜めに倒し，腹圧をかけながら円を描く（写真 5-1，5-2）。反対側も同様におこなう。

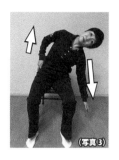 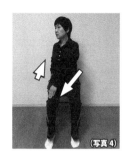 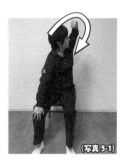 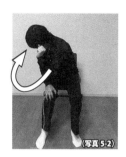

（写真 3） （写真 4） （写真 5-1） （写真 5-2）

3. 軸づくり

基本姿勢から，息を吐きながら身体を前に倒す。直腸肛門角が拡大し直線化するポジション（35°くらいの前傾姿勢）をとり，数秒ほどその姿勢を保つ。このとき肛門の力は抜きつつ，腹圧をかけるようにゆったりと息を吐く。そして息を吸いながら，身体を起こしてスタートの基本姿勢に戻る（写真 6）。

さらに身体の中心軸をまっすぐに保ったまま，息を吐きながら 35°くらいまで後ろに倒す（写真 7）。

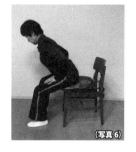 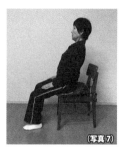

（写真 6） （写真 7）

これを何回か繰り返し，呼吸のタイミングを習得する。特に，前傾したときに腹圧をかけながら息を吐くタイミングを習得することで，排便ショック予防の呼吸方法を体得する。

以上，慢性便秘改善のためのホームエクササイズを紹介した。慢性便秘症は加齢に伴い増加しやすいが，高齢者ではフレイル等の身体機能の低下と相まっている例がみられる。そこで便通促進効果が期待される中強度の運動（ウォーキング・ジョギング・サイクリングなど）や散歩をベースに，さらにホームエクササイズを追加して習慣化する。朝食後の 2 時間以内に，落ち着いて排便をする休息時間を確保し，生活リズムを整える心がけが大切といえよう。

【引用文献】

1) 上田　孝，三島祐介，鈴木秀和：生活習慣の改善．慢性便秘症診療の最前線．診断と治療，110: 41-45, 2022.
2) 日本消化器病学会関連研究会，慢性便秘の診断・治療研究会　編：慢性便秘症診療ガイドライン 2017. 南江堂, 東京, pp. 60-61, 2017.

3. 椅座位のエアロビクス

穂積 典子

1. 椅座位でおこなうメリットと限界

　超高齢社会をむかえた日本では，実際の寿命と健康寿命との差が大きく，多くの高齢者が要介護・要支援の対象となり，歩行などの日常生活動作に支障をきたしている。それでも残存した身体機能で可能な限りの運動をおこなうことが，それ以上の身体機能低下や代謝性疾患発症等の予防には必要である。また，椅座位での運動は，高齢者に限らず病後の体力低下時やけが等で立位での運動が困難な場合の回復期トレーニングとしても期待できる。椅座位でおこなうメリットとして，表1があげられる。

　一方，立位でおこなうフィットネスエクササイズとは異なり，体重支持に必要な抗重力筋への負荷がかからず，身体重心の移動も極めて少ないため，運動強度は最大でも 3.5 METs 程度[1]と，健常者のフィットネスには十分な運動強度とは言えない。また，椅座位姿勢で下肢動作を中心に動き続けると，股関節屈曲筋群の局所疲労を生じやすい。これらのデメリットや限界を踏まえたうえで，対象者の身体特性や目的に応じて適宜エクササイズの内容を選択していくことが必要である。なお，本稿で紹介する椅座位のエアロビクスは，立位での体重支持や歩行機能等に支障はあるものの，下肢の随意運動が可能な人を対象としたものであり，車椅子のままおこなうものではないことを付記しておく。

表1	椅座位での運動のメリット

① 転倒リスクが低い

② 歩行困難者でもおこなえる

③ 少ないスペースで実践可能

④ 参加者同士の接触のリスクが低い

⑤ 運動施設でなくてもおこなえる

表2	椅座位でのエクササイズに適した椅子

① 4脚である

② 成人男性が座ったときに，座面幅に少しゆとりがある

③ 座面の高さが 40 〜 43 cm（小柄な人でも床に足が届く）

④ ひじ掛けがない

⑤ キャスターがない

⑥ 背もたれがついている

⑦ 座面のクッション材が柔らかすぎない

⑧ 座面が滑りにくい素材でできている

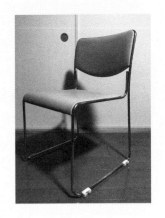

2. 環境設定

2-1. エクササイズに適した椅子の選定

椅子に座った状態での体重移動や体幹の側屈等の動きをおこなうため，大きめの座面と安定性が求められる。表2に条件をまとめた。

2-2. 椅子の配置

指導者1名でのグループ指導の場合，対面または円形スタイルが考えられる。人数が多い場合，参加者全員が指導者のほうを向いた対面スタイルがやりやすい。一方，少人数であれば円形スタイルも可能である。いずれの場合も，隣同士の間隔を，腕を伸ばしたときに指先がぶつからない程度とる必要がある。また，椅子に座った状態で膝関節を伸展させたとき，前の人の椅子に足がぶつからないよう前後の間隔をとる。指導者と参加者の間には最低2mの距離を空けることが望ましい。

2-3. 室温

エアロビックダンスのような室内での有酸素運動を指導する際に推奨される温度は 21 〜 23℃[2] とされているが，椅座位の場合は運動強度が低いため，運動中の体温上昇はわずかと推測される。一方で，参加者が運動用のウェアではなく普段着のまま参加することも珍しくない。半袖シャツ1枚など薄着で過ごす夏場は，立位でおこなう一般的なエアロビックダンスよりもやや高めの 25℃程度に設定し，厚着になる冬場はやや低めの 20℃に設定したうえで，必要に応じて着衣を調節するよう促すとよい。

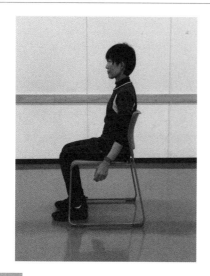

図1　正面座り（深め）

最も安定感のある着座姿勢で背もたれに上体を預けることができるので，体幹筋力が弱く自立した直立姿勢を保つのが困難な場合でも可能。大腿後面と座面との接触面が大きいため，股関節の外転・内転動作はややしづらい。小柄な人の場合，足底が床に届かない場合がある。

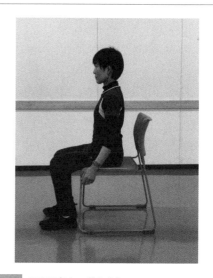

図2　正面座り（浅め）

図1に比べてやや安定感に欠けるが，大腿と座面の接触面積が小さくなるため摩擦抵抗が減り，股関節の外転・内転動作がしやすい等，下肢の動きの自由度が上がる。小柄な人でも足底が床に届くため，ステップが踏みやすくなる。背もたれから背中が離れるため，より大きな体幹の屈曲伸展回旋動作が可能となる。一方，支持面が小さくなるため，上体を大きく揺らす動作では転倒の危険が増す。

3. エクササイズの導入と実践例

3-1. 動作に応じた座位姿勢の取り方

　着座位置や身体の向き，背もたれの使い方を工夫することで，安全を担保しつつ，下肢の関節可動域を広げ多様な動作面での動きが可能になる（図1〜4）。

　一般的な椅座位姿勢では，膝関節および股関節が屈曲しており，そこから可能な下肢の関節運動にはかなり制約がある。椅子から立ち上がらない限り股関節の伸展動作は不可能である。しかし片座りの姿勢をとることで，片脚のみではあるが股関節伸展動作が可能となる。表3に椅座位姿勢のとり方と関節運動の関係を示した。

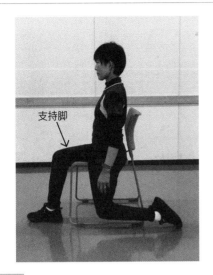

支持脚

図3　正面片座り

左右どちらかの殿部を座面の横からはみ
出させた座り方で，安定感には欠けるが
股関節の動きの自由度が増す。支持脚の
足底をしっかりと床に接地させた状態を
維持し，支持脚と同側の手で反対側の座
面の縁をつかみ，体幹をやや側方に傾け
た姿勢をとり，バランスをとることが重
要である。

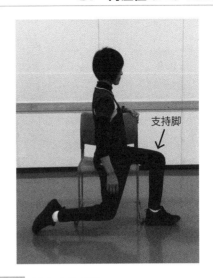

支持脚

図4　横向き片座り

椅子に対して横向きに，片側の殿部を座面
の前側からはみ出させた状態で座り，上体
は背もたれに預けるようにしつつ，片腕で
背もたれをしっかりと抱える。図3と同等
の可動域が得られるほか，背もたれに上
体を預けることで安定感が増す。一方で，
対面指導の場合，指導者の動きを目視し
にくくなる。

表3　椅座位姿勢と可能な関節運動の関係性

		正面座り（深め）	正面座り（浅め）	正面片座り	横向き片座り
股関節	屈曲	○	○	◎	◎
	伸展	×	×	○	○
	外転	△	○	○	○
	内転	△	○	○	○
膝関節	屈曲	×	△	○※2	○※2
	伸展	○	○	○※1	○※1
脊柱	屈曲	○	○	○	○
	伸展	○	○	○	○
	側屈	○	○	○※3	○※3
	回旋	△	○	○※3	○※3

◎：全可動域で可能，○：一部の可動域で可能，△：わずかな可動域，×：不可。※1：座面に大腿が固定され，膝
関節の位置が安定する支持脚での実施を推奨する。その場合，他方の足を床にしっかり接地させる，※2：非支持脚の
み可能で，反対の手で座面の横か背もたれをつかんでおく，※3：支持脚側のみへ側屈および回旋可能。

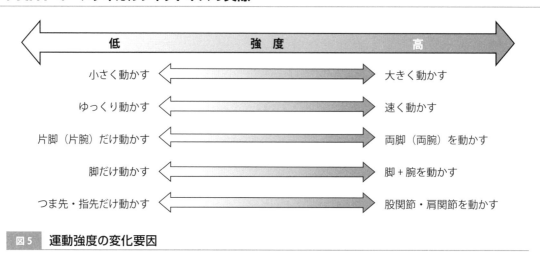

	低	強　度	高	
小さく動かす				大きく動かす
ゆっくり動かす				速く動かす
片脚（片腕）だけ動かす				両脚（両腕）を動かす
脚だけ動かす				脚＋腕を動かす
つま先・指先だけ動かす				股関節・肩関節を動かす

図5　運動強度の変化要因

3-2. 使用楽曲とテンポ

　立位でのエアロビクスは，通常フィットネスエクササイズ専用に編集された音楽に合わせておこなわれる。ユーロビート，R & B，EDM などのオリジナルの楽曲が，8 カウント×4（32 カウント）を1フレーズとした構成に編集されており，これらが複数曲つながった45 〜 60 分のノンストップ構成となっている場合が多い。立位でのエアロビクスでは135 〜 145 拍 / 分程度のテンポでおこなわれることが多いが，椅座位では片脚で姿勢を支持する必要がなく，また高齢者や低体力者を対象におこなわれることが多いため，立位の場合よりも遅い 110 拍 / 分以下が望ましい。エクササイズ用の音源を用いる場合は，CD の場合はスピードコントロールが可能なプレーヤーで，スマートフォンやデジタル音楽デバイスを用いる場合は，アプリを用いて適宜スピードを調整して再生する。

3-3. プログラム構成と実践例

　椅座位でおこなうエアロビクスは運動強度が低いため，立位でのエアロビクスのようにウォームアップ，メインエクササイズ，クールダウンという明確なプログラム構成をとる必要性はなく，メインエクササイズの中で，緩やかに運動強度の上昇→維持→下降の流れを形成するのが理想である。運動強度を変化させる要因を図5に示す。

　図5の変化要因を活用することで，参加者自身が主観的な疲労感に応じて運動強度を調節できるよう，似たような動きの中で強度の高いものと低いものを提示し，参加者に選択してもらうこともできる。これらの強度変化要因の具体例は動画1に示した。

　実際のプログラムでは，運動強度の他，股関節屈曲筋群をはじめとする局所の筋疲労を招かないよう，動きの組み合わせや反復回数を調節することが重要である。また，プログラムの最後には，股関節屈曲筋群や体幹などのストレッチをおこなうようにする。動画2に約 20 分のプログラム例を紹介した。

　なお，動画中の楽曲は（公社）日本フィットネス協会より許可を得て使用した。

【引用文献】

1) 林 達也, 鴇田佳津子, 梅田陽子, ほか：高齢低体力者を対象とした座位運動プログラムの確立とその臨床的意義の検証.（豊かな高齢社会の探究）調査研究報告書, ユニベール財団 編, 12: 1-17, 2004.
2) 沢井史穂：ADBI・ADI のためのエアロビックダンスエクササイズ指導理論, 日本フィットネス協会, 東京, p. 122, 2014.

動画 1

https://youtu.be/Dvaz28Us40A

動画 2

https://youtu.be/IDJUSdBE9cs

4. 生活動作にプラスしたい筋トレ

大野 隆成

1. 筋トレ姿勢のポイント

安定した土台づくり

「足裏」は3点で支える（体重を載せる両足または片足）。

「骨盤」から上が上半身（上半身を前に傾ける時は土台の骨盤ごと傾ける）。

土台の上に整えて積む

・「骨盤」の上に「胸」，その上に「頭」。

・骨盤の左右，胸の左右を結ぶ「横ライン」。

・身体の中心を結ぶ「縦ライン」をキープする。

呼吸を止めないように，

① 動く前に「息を吸う」。動いている時に「息を吐く」。

② 動作1回ずつ「スタート姿勢」を整える。

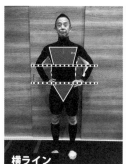
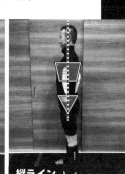

横ライン　縦ライン

2. 筋トレ姿勢チェックのポイント

いつ？

「スタート」「動作の切り返し」「ゴール」の姿勢をチェック。

何を？

・「スタート」時に整えた上半身の姿勢（骨盤から上の体幹部）が動作中に崩れていないかチェック。

・動かしたくない身体の部分が動いていないかチェック。

どのように？

・正面から見て左右に崩れていないか，横から見て前後に崩れていないかチェック。

・特に上半身の土台「骨盤」の上に胸と頭がまっすぐ積み重なっているか。

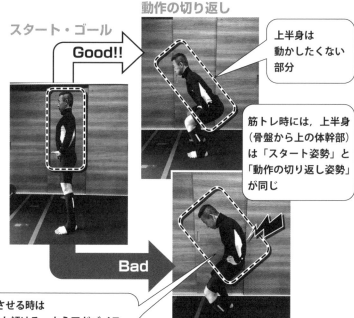

動作の切り返し

スタート・ゴール

Good!!

上半身は動かしたくない部分

筋トレ時には，上半身（骨盤から上の体幹部）は「スタート姿勢」と「動作の切り返し姿勢」が同じ

Bad

上半身を前傾させる時は「土台の骨盤ごと傾ける」ようアドバイス

3. 筋トレ姿勢の指導

上半身を前傾させる時に「土台の骨盤ごと傾ける」ことができない場合,「土台」を整える。椅子に座って上半身の姿勢を確認する。スマートフォンなどで動作中の動画を撮影して確認するとよい。

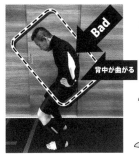
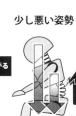
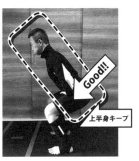

少し悪い姿勢　良いイメージの姿勢　良いイメージの前傾姿勢

上半身（骨盤から上の体幹部）の姿勢をキープしたいのに背中が丸くなる。

座った姿勢の「土台」は骨盤。土台の骨盤を動かして，少し悪い姿勢を作ってみると背中や腰が曲がる。少し悪い姿勢から良いイメージの姿勢に整えると良い姿勢を意識しやすい。

良いイメージの姿勢で上半身を前傾。
・お尻を突き出すように。
・下腹と太ももをくっつけるように。
・股関節に添えた手のひらを下腹で挟むように上半身を骨盤ごと前へ傾ける。

4. ウォーミングアップ

ウォーミングアップで，上半身（骨盤から上の体幹部）を整えて「良いイメージの姿勢」を確認する（動画参照）。立位の筋トレが困難な場合はこのウォーミングアップを生活の場面に取り入れる。

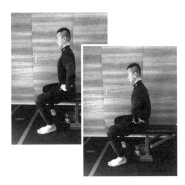
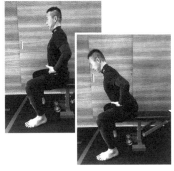
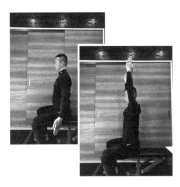

上半身（骨盤から上の体幹部）の姿勢を確認して良いイメージの姿勢に整える。

上半身を良いイメージの姿勢で前傾する。
・お尻を突き出すように。
・下腹と太ももをくっつけるように。
・股関節に添えた手のひらを下腹で挟むように。

上半身を良いイメージの姿勢でバンザイをする。
・背骨から腕が生えているイメージで腕を動かす。

135

上肢・下肢を動かした時に，整えた上半身が崩れないように「良いイメージの姿勢」で動く。

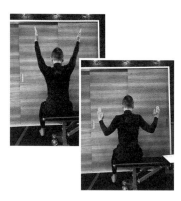 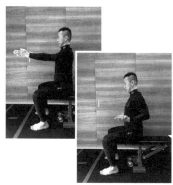 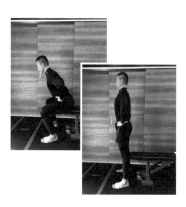

上半身を良いイメージの姿勢でバンザイから，腕をまっすぐ引き寄せる。
・背骨から腕が生えているメージで腕を動かして。

上半身を良いイメージの姿勢で前にならえをしたところから，腕をまっすぐ引き寄せる。
・背骨から腕が生えているイメージで腕を動かして。

上半身を良いイメージの姿勢で前傾してから立ち上がる。
座る時も上半身を前傾しながら座る。
・足裏3点に体重を載せて。

5. 生活にプラス！ **食事前のタイミングで「バンザイスクワット」**

まずは1回から始める。姿勢が崩れない範囲で徐々に回数を増やす（動画参照）。

スタート・ゴール　　　　動作の切り返し

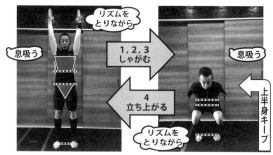

リズムをとりながら
息吸う
1, 2, 3 しゃがむ
息吸う
4 立ち上がる
上半身キープ
リズムをとりながら

・立って土台を整える。
・足裏・骨盤・胸・頭をまっすぐ積む。

・動かすのは下半身。
・上半身はスタート姿勢をキープ。

膝に負担がかかる時は，股関節に手を添えて，手を挟むようにしゃがんでみる。

スタート・ゴール　　　　動作の切り返し

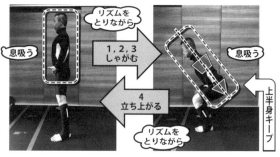

リズムをとりながら
息吸う
1, 2, 3 しゃがむ
息吸う
4 立ち上がる
上半身キープ
リズムをとりながら

腕を下ろしながら「1，2，3」でリズム良く椅子に座るようにしゃがむ。「4」で腕を振り上げながら立ち上がり，バンザイをする。スタート姿勢に戻る。

6. 生活にプラス！ 移動する時に立ち上がったら「リバースランジスクワット」

まずは右脚／左脚各1回から始める。姿勢が崩れない範囲で徐々に回数を増やす（動画参照）。

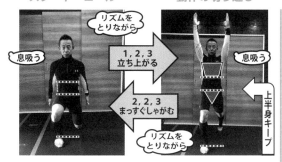

・片膝立ちで土台を整える。
・足裏・骨盤・胸・頭をまっすぐ積む。

・動かすのは下半身。
・上半身はスタート姿勢をキープ。

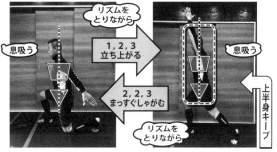

腕を振り上げながら「1，2，3」で立ち上がり，「2，2，3」でリズム良く，まっすぐしゃがむ。スタート姿勢に戻る。

7. 生活にプラス！ 用を済ませて座る前には「ラテラルランジスクワット」

まずは右脚／左脚各1回から始める。姿勢が崩れない範囲で徐々に回数を増やす（動画参照）。

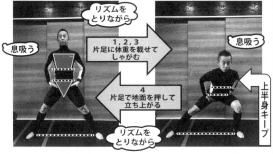

・両足を左右に広げて土台を整える。
・足裏・骨盤・胸・頭をまっすぐ積む。

・動かすのは下半身。
・上半身はスタート姿勢をキープ。

股関節をうまく使いたい時は，股関節に手を添えて，手を挟むようにしゃがんでみる。

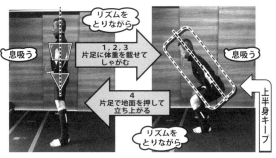

「1，2，3」でリズム良くしゃがみながら片足に体重を載せる。「4」で地面に力を伝えて立ち上がる。スタート姿勢に戻る。

8. 生活にプラス！座ったタイミングで「タオルローイング」

まずは 1 回から始める。姿勢が崩れない範囲で徐々に回数を増やす（動画参照）。

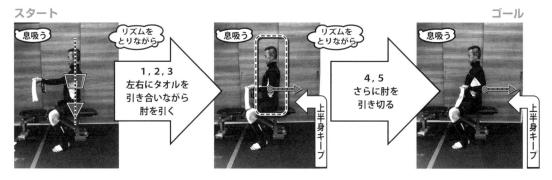

スタート　　　　　　　　　　　　　　　　　　　　　　　　　　　　　　　　　　　　　ゴール

・骨盤・胸・頭をまっすぐ積む。
・左右の手のひらを上に向けてタオルを握り，左右にタオルを引き合う。

・背骨から腕が生えているイメージで肘を引く（背中の中心から引く動作を始める）。
・背中をうまく使うと胸が左右にストレッチされる。

スタート　　　　　　　　　　　　　　　　　　　　　　　　　　　　　　　　　　　　　ゴール

左右にタオルを引き合いながら，「1，2，3」でリズム良く肘を引く。「4，5」でさらに肘を引き切る。スタート姿勢に戻る。

筋トレの重要性

　筋肉（骨格筋）は，自分の身体やものを「支える」場面や「移動させる」場面などで，必要に応じた筋力を発揮する。日常生活において座位姿勢を整えるには上半身を支える筋力，歩いて前へ進むには身体の重心を移動させる筋力など，あらゆる場面で筋力は必要になるが，加齢や不活動に伴い筋力が低下するため，筋トレ〔抵抗性（レジスタンス）運動〕で筋力を維持・増強することが重要である[1]。

筋トレで得られる効果

　筋トレで筋力が増強すると，①整えた姿勢を良好に保つことができるようになり，バランスを崩しにくく，転倒防止に繋がる，②関節可動域の広い範囲で力を発揮できるようになり，階段歩

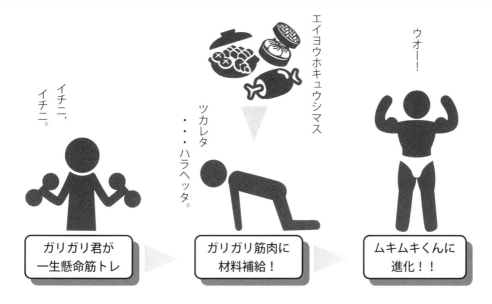

行など体重移動を円滑に進められる，③階段の昇り降りが楽になる，といった生活動作ひとつひとつの質を高める効果が見込める [1]。

食事の重要性

　筋肉の量は，その材料であるたんぱく質の合成と分解のバランスにより微妙に増減する。筋トレは，筋肉を収縮させてエネルギーを消費する（筋たんぱく質の分解速度を増加させる）一方で，筋たんぱく質の合成速度を高める刺激にもなる。特に，食事で適量のたんぱく質を摂取することにより，筋たんぱく質の合成が促進される [2]。筋トレの効果を自ら感じるには，筋たんぱく質の合成速度を高めるために食事で適量のたんぱく質（体重 1 kg あたり 1 〜 1.5 g 程度）を意識して摂ることが重要である。

　本稿で紹介した「4. ウォーミングアップ」「5. バンザイスクワット」「6. リバースランジスクワット」「7. ラテラルランジスクワット」「8. タオルローイング」を動画で示した。

https://www.youtube.com/playlist?list=PLBvg63_GyW6ujriUWLYIwJVOcdVetfv1P

【引用文献】

1) 日本トレーニング指導者協会 編著：トレーニング指導者テキスト［実践編．3 訂版］大修館書店，東京，pp. 58-86, 2023.
2) 田中喜代次，田畑　泉 編：エクササイズ科学，文光堂，東京，pp. 21-29, 2012.

5. 筋骨格系障害の予防・改善支援について

柳澤 昂夢

1. 関節痛の原因は，他の部位由来かもしれない

　身体の関節は，可動性（関節が可能な範囲で自由に動かせる機能）と安定性（外力に対して位置や角度を維持できる機能）を備えている。日常生活や労働中に様々な姿勢を保持し，同時に力を発揮するためには，関節の可動性と安定性に優れていることが重要である。一部の関節の安定性や可動性が低下した状態でも人間の身体は安定姿勢を作ったり動き続けることが可能である。実際には他の関節がその低下した機能を補いながら身体を動かすことになる。これは代償性動作と言われ，この動作を長く続けていると，特定の部位にストレスがかかり続ける状態となる。そして日常生活や労働を続けているうちに，徐々にその関節周囲の組織が損傷したり，痛みなどの症状を感じるようになることがある。身体の痛みが気になる場合，まずは整形外科医やメディカルフィットネス関連の施設にいるアスレティックトレーナー，スポーツナースなどの専門家に相談するとよい。

2. 股関節，体幹部，胸郭の運動から始めよう

　股関節，体幹部，胸郭は，身体の姿勢を支える柱となる部位であり，日常生活や労働中にこれらの関節の可動性や安定性が保持されていることは重要である。股関節に安定性と可動性があることで，よりスムースにしゃがんだり階段を上ることができる。その一方，股関節の安定性や可動性が低下した状態では，同様の動作のときに腰部や膝などの他の関節が股関節の機能を補うべく過剰に使われ，その代償性動作が腰痛や膝の痛みを引き起こすことになる。

　腰や膝の痛みは多くの職種の人たち，そしてナースにも起こりうる筋骨格系障害のひとつである。最善の予防策は，関節の可動性や安定性を最大限に引き出そう，**図 1 〜 6** のエクササイズを習慣的におこなうことである。

3. 実践編

　安全上の注意点として運動を始める前に，かかりつけ医や医療機関の専門家と相談して運動内容を決めることと，運動中に身体に痛みを感じる場合，運動を中止することが重要である。

　（資料引用元：Exos コーチによる正しいフォームのデモンストレーション，2023, Exos Movement Library）

3-1. 可動性を引き出すためのエクササイズ例：1日5〜10回

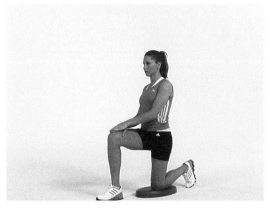

① 片膝立ちの姿勢になる。

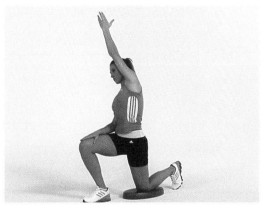

② 前に重心を動かし，前脚側に身体を側屈させる。

図1　**片膝立ちクアド / ヒップフレクサーストレッチ（股関節周辺の可動性）**

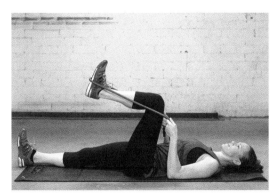

① 仰向けになり，股関節を屈曲させる。

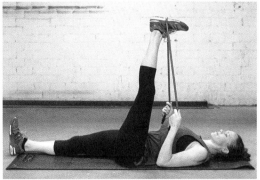

② 大腿に力を入れて，膝を伸展させる（ロープやタオル等で足を軽く引きながら）。

図2　**ベントニーハムストリングスストレッチ（股関節周辺の可動性）**

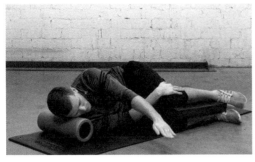 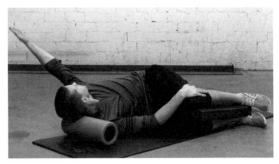

① 横向きになり，股関節を 90°位に屈曲させる。　② 上体を回旋させ，後ろの壁に手を伸ばす。

図3 サイドライイング 90/90 ストレッチ（胸郭周辺の可動性）

3-2. 安定性を引き出すためのエクササイズ例：1 日 5 〜 10 回，1 〜 3 セット

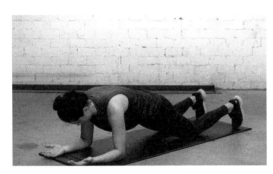 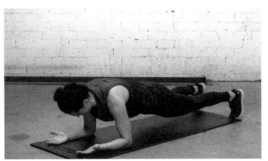

① うつ伏せになり，前腕と膝を床につけ，腰を浮かせる。　②膝を浮かせ，頭からかかとまで一直線の姿勢を作る（①の姿勢のみでも可）。

図4 フロントピラーブリッジ（体幹部周辺の安定性）

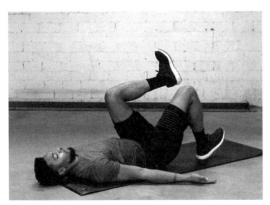 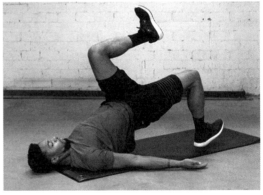

① 仰向けになり，膝を曲げ，かかとで床を押す。　② 殿部を持ち上げ，肩から膝まで一直線の姿勢を作る。

図5 グルートブリッジ（片脚）（股関節周辺の安定性）

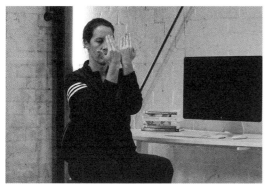 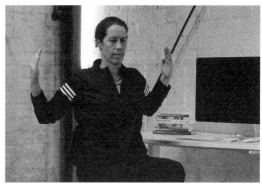

① 腕を持ち上げ，肘を90°位に曲げる。　② 胸を開き，左右の肩甲骨を胸椎へ引きよせる。

図6 W's/ ダブリューズ（座位）（胸郭周辺の安定性）

6. パワープレート® の運動効率を活用した メディカルフィットネス

村上 勇

　パワープレート®は，多くの医療機関・介護施設・プロスポーツ界の現場でも取り入れられている最新鋭のトレーニング機器（三次元振動マシン）である。

　1秒間に25〜50回の振動を起こすこの機器の平坦なプレートに両足（脚）または身体の一部を乗せることで，短時間で効果的に運動ができる。プレート部の振動を受けることにより，身体の固有受容器が反応し，姿勢を維持するために神経や筋肉を活発に活動させる仕組みである。そのため，振動がない状態での運動よりも効率良くフィットネスをおこなうことが可能となる。

　そのほか，パワープレート®を使用したフィットネスには様々な科学的エビデンスがあり，ユーザーの間で魅力的な機器となっている。

　われわれは上記の有益性に着目し，2023年3月，地元山形の企業とととともに，パワープレート®を活用したグループレッスンをおこなうスタジオ型メディカルフィットネス「スマートブル」を立ち上げた。

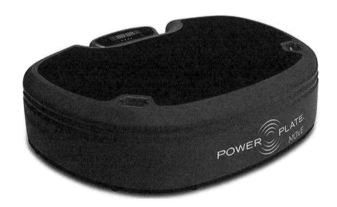

パワープレート®の機能

① 体力，身体機能が高まる

② 膝関節機能（膝痛）の改善が期待できる

③ 骨強度，骨密度の向上が期待できる

④ 糖代謝の改善（血糖の上昇抑制）が期待できる

⑤ 脂肪肝，肝機能の改善が期待できる

⑥ 食事療法（スマートダイエット）とパワープレート®の組み合わせにより減量効果が高まる

⑦ メンタルタフネス（ストレス軽減，気力充実）が増す

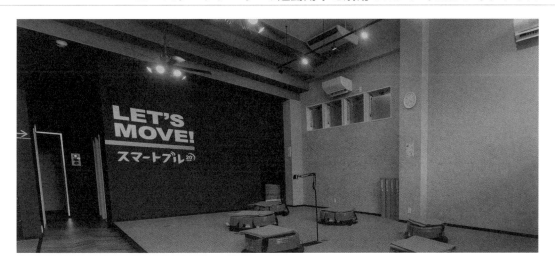

　「スマートブル」ではパワープレートの運動効率を活用して，短時間，気軽，簡単，効果実感という特徴を打ち出し，フィットネスへの参加のハードルを徹底的に下げること，しかも効果を実感できるという価値を届けることに注力している。

　また，特に重視する点として，グループレッスンで指導者から健康に関する知識を伝え，ヘルスリテラシーの向上に努めるとともに，有意義なコミュニティを形成し，通うことが楽しくなる仕組みづくりを目指している。

　そもそもフィットネスジムに通うという選択肢がない人にも「ちょっとブルブルしにいこうかな」「いつものみんなに会いに行こう」というような気持ちで通っているうちに「気がつけばなんだか元気になってきた」「毎日が楽しくなってきた」という心身ともに健やかな人を増やすことで，地域の方々を元気にしていきたい。

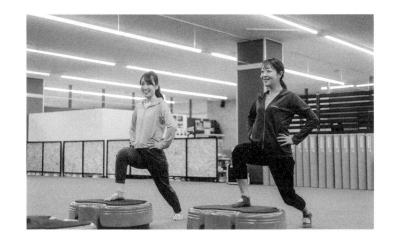

スマートブル山形
https://smartburu.com/

7. ボールで姿勢改善

新居 隆司

　Lov-a-Ball（ラヴァボール）は，直径 9 cm の小さなボールである（図 1）。柔らかく，触り心地がよく弾力性がある。肩や首のこり，姿勢の改善が期待でき，握力運動もできる多用途のミニボールである。

　ボールの上に寝るだけで，心地よい圧がかかり，筋肉の緊張（身体のこり）がほぐれ，良質の睡眠が期待できる。座位姿勢では，腰の下（そけい部の後ろ）に置くと骨盤が立ち，腰痛の予防・改善につながる（図 2 参照）。また，肩甲骨の下角に置くだけで胸が広がり，呼吸がしやすくなる（図 3 参照）。

1. 骨盤が立って腰が楽になるストレッチ

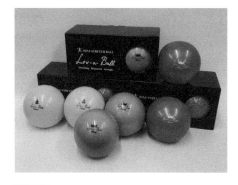

図 1　Love-a-ball（ラヴァボール）

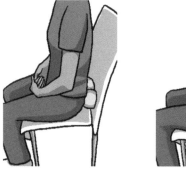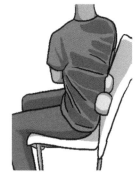

図 2-1

深めに腰掛け，そけい部の真後ろにボールを 2 つ置くと骨盤が楽に立つ。息を吐きながら丹田（へそから指 4 本分くらい下）をへこませてゆっくり右にひねり，5 秒キープし，ゆっくりと 5 秒かけて戻す。再び同じように左にひねる。左右 3 回ずつ。腰が楽になるのを感じることができる。

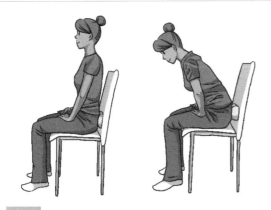

図 2-2

丹田（下腹）をへこませてボールを押しながらゆっくり，息を吐きながら 45°ぐらい前傾する。下腹を引き込めながら 5 秒かけてゆっくりと戻す。往復 3 回繰り返すと下腹部に力が入るのが感じられる。

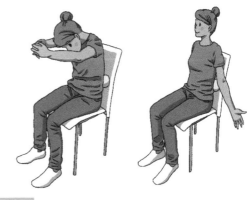

図 2-3

両手を前で組み，大きなボールをかかえるようにイメージする。ボールを押しながら，へそをのぞきこむようにして，肩甲骨を広げる。その姿勢を 5 秒間保持した後，ゆっくりと元の姿勢に戻し，手を離して胸を広げ，ボールを押しながら肩甲骨を寄せ 5 秒間保持する。往復 3 回繰り返すと効果的。

2. 胸が広がり，呼吸がしやすくなるストレッチ

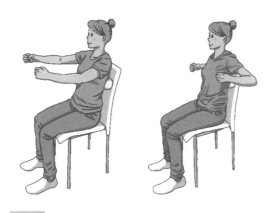

図 3-1

肩甲骨の下角にボールを置き、ボールを押すと，胸が広がり，肩甲骨が内側に寄る。両腕を前に伸ばし，5 秒かけてゆっくり肘を水平にしたまま両腕を引き，肩甲骨を内側に寄せる。ゆっくり 5 秒かけて両腕を前に戻す。往復 5 回繰り返すと胸が広がり，呼吸がしやすくなる。

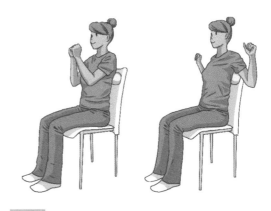

図 3-2

手を軽く握って拳をつくり，胸の前で両腕を揃える。肩の力を抜きながら，5 秒かけてゆっくり両腕を広げて肩甲骨を寄せる。その状態を 5 秒間保持する。5 秒かけてゆっくり元に戻す。往復 5 回繰り返すと胸が広がる。

8. 高齢者の転倒防止フィットネス

大久保 善郎

　地域在住高齢者向けの転倒予防のためには，挑戦的バランストレーニングを含むフィットネスプログラムを，少なくとも 12 週間にわたり，週 3 回以上の個別セッションで漸増的に提供することが効果的で，生涯継続することが理想である[1]。運動教室など集団でフィットネスに取り組むことでモチベーションと継続性を高めることもできるし，ひとりでの取り組みを好む人もいる。フィットネスプログラムは，訓練されたインストラクターにより，安全で，参加者の能力に合わせて調整し，挑戦的な難易度（やや難しい）にする必要がある。挑戦的バランストレーニングには重心の移動，支持基底面の減少，上肢による支えの減少の三要素が必要である。本稿では，転倒減少効果が報告されているニュージーランドのオタゴ大学で開発されたオタゴエクササイズプログラム（Otago Exercise Program: OEP）[2] から 3 つの基本的なバランストレーニングを抜粋して紹介する。

1. 静的バランス（片足立ち）

　静的バランス運動（図 1 左）は，まず①周囲に障害物がない場所で，バランスが崩れた際にはすぐに机に触ることができるよう安定した机などの横に立つ。②机と反対側の手を軽く腰に当て，目

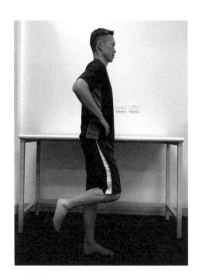
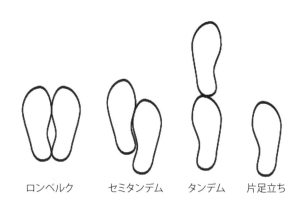

ロンベルク　　セミタンデム　　タンデム　　片足立ち

図1　**静的バランス（片足立ち）と異なるバランス保持の方法**
　　バランス保持は，ロンベルク，セミタンデム，タンデム（かかととつま先を縦につける），片足立ちの順に支持基底面が小さくなり，難易度が増す。片足立ちが難しい場合は，タンデム，セミタンデム，ロンベルク位から始める。

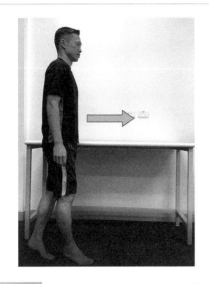

図2 動的バランス（つま先歩き）
慣れるまで机に片手をついた状態
で。徐々に手を放す。

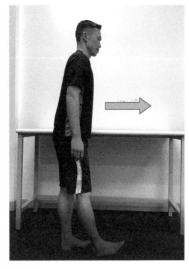

図3 動的バランス（かかと歩き）
慣れるまで机に片手をついた状態
で。徐々に手を放す。

を開けたまま，③片足を軽く上げ，④ 30 秒間バランスを保持する。⑤脚を替え，もう一方の片足で
30 秒間バランスを保持する。片足立ちが難しい人は，ロンベルク，セミタンデム，タンデム位から
始め，30 秒間のバランス保持ができるようになったら，次の立ち方にステップアップする（図1右）。
30 秒間の片足立ちが簡単にできる人は，目を閉じた状態や座布団の上での片足立ちに挑戦しても
良い。運動時の転倒には十分に注意し，自分にあった難易度にチャレンジすることが重要である。

2. 動的バランス（つま先歩き，かかと歩き）

2-1. つま先歩き

　つま先歩き（図2）は，まず①周囲に障害物がない場所で，バランスが崩れた際にはすぐに机に
触ることができるよう安定した机などの横に立つ。②片手を机の上に置き，背筋を伸ばし，前を見る。
③両足のかかとを上げ，つま先立ちになり，④その状態で 10 歩前に進む。⑤かかとを床に降ろし，
方向転換し，⑥つま先歩きで 10 歩進み元の位置に戻る。⑦これを 3 〜 5 回繰り返す。慣れるまで
机に片手をついた状態でおこない，慣れてきたら徐々に手を放し，動的バランスに挑戦する。歩幅
は足の半分から足 1 個分を目安にする。

2-2. かかと歩き

　かかと歩き（図3）では①②はつま先歩きと同様におこない，③両足のつま先を上げ，両足のかか
とで立ち，④その状態で 10 歩前に進む。⑤つま先を床に降ろし，方向転換し，⑥かかと歩きで 10
歩進み元の位置に戻る。⑦これを 3 〜 5 回繰り返す。慣れるまで机に片手をついた状態でおこない，

慣れてきたら徐々に手を放し，動的バランスに挑戦する。歩幅は足の半分から足 1 個分を目安にする。

　ここで紹介した以外にも OEP バランストレーニングとして後ろ向き歩行，8 の字歩行，サイドステップ，タンデム歩行，椅子立ち上がりがある。また，OEP には筋力トレーニングとして，アンクルウエイトを用いた座位での膝伸展，立位での膝屈曲，股関節外転，かかと上げ，つま先上げ，スクワットなど下肢筋力を強化するものがある。重いアンクルウエイトをレジスタンスバンドに代えてもよいが，段階的な強さのバンドを用意して，高齢者の筋力や進歩に合わせて適切な運動強度を保つことが重要である。OEP は当初，理学療法士の定期的な訪問により在宅での運動実践および継続を促し，高齢者の機能水準に合わせて個別に段階的なレベルアップ（上肢の支えの減少，回数やセットを増加）を図るものであったが，集団の運動教室でも用いられることもある。しかしながら，これらのフィットネスプログラムを十分に実践しても防ぐことができるのは転倒の 2 ～ 3 割である。転倒の要因は様々あり，高齢者ひとりひとりの転倒リスクを高める要因を改善する努力が必要である。例えば，視力（例：歩行中に足元がぼやけてしまう多焦点眼鏡を単焦点眼鏡に替える），環境（例：常夜灯，手すりの設置，障害物の除去），履物（例:スリッパではなく滑り止め靴下），服薬（例:転倒リスクを高める薬について医師に相談，第 8 章を参照），行動（例:急ぐ）の問題に対処し，転倒防止の意識を持って生活することが重要である。

【引用文献】

1) Montero-Odasso M, van der Velde N, Martin FC, et al.: World guidelines for falls prevention and management for older adults: a global initiative. Age Ageing, 2; 51(9): afac205.

2) Campbell AJ, Robertson MC, Gardner MM, et al.: Randomised controlled trial of a general practice programme of home based exercise to prevent falls in elderly omen. BMJ, 315(7115): 1065-1069, 1997.

索 引

索 引

索 引

■ 編集者紹介

鶴田 来美（つるた くるみ）
宮崎大学医学部看護学科教授（看護学修士）。日本健康運動看護学会理事長，日本健康医学会理事，専門は公衆衛生看護学，健康運動看護学。健康運動看護師。

吉永 砂織（よしなが さおり）
宮崎大学医学部看護学科准教授（看護学修士，医学博士）。日本健康運動看護学会理事，専門は公衆衛生看護学，健康運動看護学，看護生体機能学。健康運動看護師。

田中 喜代次（たなか きよじ）
筑波大学名誉教授（教育学博士）。日本介護予防・健康づくり学会会長，日本健康支援学会元理事長，メディカルフィットネス研究会元会長，専門はスポーツ医学，健康増進学。体力つくり支援士ドクター，脳トレ士。

ナースのためのメディカルフィットネス ＜検印省略＞

2024 年 1 月 16 日　第 1 版　第 1 刷

編集者	鶴田　来美
	吉永　砂織
	田中喜代次
発行者	腰塚　雄壽
発行所	有限会社ナップ
	〒 111-0056　東京都台東区小島 1-7-13 NK ビル
	TEL 03-5820-7522 ／ FAX 03-5820-7523
	ホームページ　http://www.nap-ltd.co.jp/
印　刷	三報社印刷株式会社
装　丁	有限会社 A-link

Ⓒ 2024 Printed in Japan　　　　　　　　　　　　　　　ISBN 978-4-905168-78-2